基础医学 PBL 教学
实践指导

主编 赵 霏 宋 雷

·北 京·

图书在版编目（CIP）数据

基础医学 PBL 教学实践指导 / 赵霏 , 宋雷主编 . —北京 : 中国科学技术出版社 , 2024.7
ISBN 978-7-5236-0625-4

Ⅰ . ①基… Ⅱ . ①赵… ②宋… Ⅲ . ①基础医学－教学法－教材 Ⅳ . ① R3-4

中国国家版本馆 CIP 数据核字 (2024) 第 070617 号

策划编辑	黄维佳　刘　阳
责任编辑	黄维佳
文字编辑	方金林
装帧设计	佳木水轩
责任印制	徐　飞

出　　版	中国科学技术出版社
发　　行	中国科学技术出版社有限公司
地　　址	北京市海淀区中关村南大街 16 号
邮　　编	100081
发行电话	010-62173865
传　　真	010-62179148
网　　址	http://www.cspbooks.com.cn

开　　本	787mm×1092mm　1/16
字　　数	206 千字
印　　张	9
版　　次	2024 年 7 月第 1 版
印　　次	2024 年 7 月第 1 次印刷
印　　刷	北京盛通印刷股份有限公司
书　　号	ISBN 978-7-5236-0625-4/R·3214
定　　价	98.00 元

编著者名单

主　编　赵　霏　宋　雷

编　者　（排名不分先后）

海向军　甘红云　殷祎隆　阿赛古丽

窦春江　张　芳　杨秀琳　欧阳思维

温小云　马　戎　张雅青

内容提要

　　问题导向式教学法（PBL）是 McMaster 大学于 1969 年首创的以学生为中心的教学方法，一经推出便倍受认可和肯定，与传统的教学方式相比，很适合基础医学课程学习阶段的学生做较深入的探讨问题式培训，在培养学生医学思维和临床实践技能上，具有不可替代的优势，是近年来医学教育改革的重要组成部分。本书从 PBL 的起源与发展、新近研究成果及可直接用于实践的 PBL 教学案例等方面展开论述，有助于学生掌握基础医学课程内容，提高其临床实践能力。本书阐释简洁、案例丰富，兼具理论指导性和实践操作性，可作为国内医学院校基础医学相关专业开展 PBL 教学的实践教材，也可供从事 PBL 教学相关工作人员借鉴参考。

主编简介

赵霏 女，临床医学学士、生理学硕士、中西医结合博士，副教授，硕士研究生导师，兼职心理咨询师，西北民族大学医学人文教研室主任。先后承担临床专业、医学检验专业及口腔医学专业本科医学心理学及其他医学人文类课程的教学工作。主持国家自然科学基金、省级及地厅级等科研项目8项，累计获批科研经费75万；获得国家实用新型专利2项；主持教学改革项目3项，参与省级教学项目2项；出版基础医学相关教材3部、人文专著1部；发表学术论文45篇、教改论文6篇，其中以第一作者或通讯作者身份发表SCI论文12篇、CSCD论文4篇。

宋雷 男，药学专业学士、生态学专业硕士、生态学专业博士，副教授，硕士研究生导师。先后承担基础医学相关专业本科药理学、临床药理学、医用化学等课程的教学工作。主持国家自然科学基金、省级及地厅级等科研项目6项，累计获批科研经费46万元；主持教学改革项目1项，参与省级教学项目1项；获得国家发明专利1项；出版基础医学相关教材1部、专著1部；发表学术论文30篇、教改论文2篇，其中以第一作者或通讯作者身份发表SCI论文6篇、CSCD论文6篇。

前　言

问题导向式教学法（problem-based learning，PBL）传入国内的时间较晚，加之没有专业教科书等限制，虽然人们对 PBL 应用于医学教学的认可度较高，但应用范围并不广泛。在医学 PBL 教学中，案例是关键，其信息呈现的方式一般以较经济，并且兼具广度、深度和灵活性的模拟医学情境纸质材料为主流，因此，收集标准化、规范化、可信度高的案例成为目前开展医学 PBL 教学的一大挑战。

当前，各大医学院校开展 PBL 教学的案例，有些取自英文专著或论文，本土化程度较低，并不完全符合国内的真实医疗环境；有些则直接改编于临床病例并采用学科分类展示，既无明显层次的区分，也无协助教师的指引，仅专注于临床医学知识及技术，与 PBL 原本的核心理念完全背道而驰。现有的大多数 PBL 教学案例，对基础医学课程学习阶段还未接触医疗实践的低年级医学生十分不友好，教学效果极其有限。

笔者从国内医学环境入手，同时结合医学院校低年级医学生开设的基础专业课程及各年级医学生的特点进行综合分析，收集、整理了适合基础医学课程学习阶段的 PBL 案例，并归纳出相应的教学方法，其中特别收录了医学人文通识类案例和多学科整合案例，以着重培养医学生的临床思维和实践能力，为其日后步入临床开展工作夯实基础。

本书可作为医学院校临床医学、预防医学和护理学等专业的医学生，以及承担基础医学课程（如解剖学、寄生虫学、生理学、病理学、免疫学等）和医学人文课程（医学人文学、医学心理学、医学伦理学等）的教师，开展基础医学 PBL 教学实践的参考教材，有助于学生掌握基础医学课程的内容，进而培养其临床实践能力。

在本书编写过程中，得到了西北民族大学医学部基础医学课程相关教研室教师的大力支持，书中各案例的撰写和修改均取自 PBL 教学实践中的经验。由于医学 PBL 教学实践的不断进步，书中收录的 PBL 教学案例有限，可能存在一些偏颇或欠妥之处，恳请各位读者批评指正。

赵　霏

目　录

第1章 以问题为导向学习的起源和发展

一、医学模式的转变

（一）医学模式的含义

要想深刻理解以问题为导向学习理念的产生，首先要了解医学模式的概念。医学模式（medical model）又叫医学观，是人们考虑和研究医学问题时所遵循的总原则和总出发点，即人们从总体上认识健康和疾病及相互转化的哲学观点，包括健康观、疾病观、诊断观和治疗观等，影响着某一时期整个医学工作的思维及行为方式，从而使医学带有一定的倾向性、习惯化了的风格和特征。医学模式包括医学认知模型（medical model）和医学行为模式（medical pattern）。前者是指一定历史时期人们对医学自身的认识，即医学认识论；后者是指一定历史时期人们医药实践活动的行为范式，即医学方法论。医学模式一经形成，便会成为医学实践的指导。换言之，医生在面对患者时，如何看待患者的情况，选用何种检查来做出诊断，选用何种治疗方案，都属于医学模式的范畴。

（二）医学模式的演变

1. 神灵主义医学模式　这一模式起源于原始社会，由于当时的生产力水平极为低下，人们相信"万物有灵"，将疾病看作是神灵的惩罚或恶魔的作祟。人们治疗疾病或者采取祈祷神灵的保佑或宽恕的方式，或者采取驱鬼或避邪的方式。今天在一些偏远地区或某些文化中，还可见到这种模式的遗迹。

2. 自然哲学的医学模式　这一模式大约于公元前 3000 年出现，随着生产力的发展，人们开始认识到人体的物质基础和疾病的客观属性。这一模式以中国古代医者提出的"天人合一"的思想及古希腊希波克拉底等提出的"体液学说"为代表。

3. 机械论的医学模式　15 世纪左右，工业革命推动了科学的进步，也影响着医学观的转变。机械论的医学模式时期笛卡尔提出"动物是机器"，认为"肺是鼓风机，胃是研磨器"，治疗人的疾病就类似于修理机器的过程。

4. 生物医学模式　人们运用生物与医学联系的观点认识生命、健康与疾病，在关于健康与疾病的认识方面，人们认为健康是宿主、环境与病因三者之间动态平衡，这种平衡被破坏便发生疾病。这种以维持动态平衡的医学观所形成的医学模式，即生物医学模式。

5. 生物 - 心理 - 社会医学模式　1977 年美国罗彻斯特大学精神病和内科学教授 Engel 首先提出，应该用生物 - 心理 - 社会医学模式取代生物医学模式。他指出，"为了理解疾病的决定因素，以及达到合理的治疗和卫生保健模式，医学模式必须考虑到患者、患者生活在其中的环境及由社会设计来对付疾病破坏作用的补充系统，即医生的作用和卫生保健制度。"也就是说，人们对健康和疾病的了解不仅仅包括对疾病的生理（生物医学）解释，还包括了解患者（心理因素）、患者所处的环境（自然和社会因素）和帮助治疗疾病的医疗保健体系（社会体系）。

（三）医学模式转变的原因

1. 人类疾病死亡谱的结构已发生根本改变 近几十年来，随着医疗技术的逐渐发展，传染性、感染性疾病的死亡率逐渐下降，取而代之的是癌症、老年性疾病、心理疾病的发病率及死亡率逐渐增加。在综合性医院中，躯体疾病、心身疾病和精神性疾病的比例各约占 1/3。

2. 各种心理社会因素已成为各种疾病的直接或间接原因 人类传统的心理特征就是习惯以躯体不适来表达精神症状和心理问题，这也是临床上许多患者"久查无病"的原因，增加了很多医师的工作量和加重了患者痛苦的程度。受到生物医学模式指导的医生，每年开具一些不必要的药物检查、手术，甚至误诊造成的医疗费用更是难以计数。

3. 人们对于健康重视程度的增加，尤其对于心身舒适的要求不断提高 大众的健康观念也早已发生转变，越来越多的人认识到，健康不仅是身体健康，还应该包括心理健康和社会适应良好。

因而，原来的生物医学模式已不足以阐明人类健康与疾病的全部本质，也不能满足于当下疾病的诊断和治疗思维，更不适用于如今的临床医疗环境，而生物－心理－社会医学模式的出现和发展已成为不可避免的事实。当下也有越来越多的医务工作者认可和接受了这种理念，并在实际工作中积极向其转变。

（四）医学模式转变对医学教育的影响

医学模式的转变导致了对临床医生的要求更加严格，对医疗环境的挑战也更加严峻。医生不仅要具有扎实的医学理论知识和临床操作技能，更要具有为患者负责的使命感、反应迅速的判断力、临危不乱的控制力、持久能抗的体力和稳定的情绪等优秀品质。然而，传统医学教育模式已远远无法胜任当下对于医学生的培养需求。例如，笔者曾在课堂上问学生们："你们知道医学课本中的数据是怎么来的吗？""这些数据一定正确吗？后面还会不会变化？""如果真正上了临床，你遇到的患者的表现与你书本上学到的不一样，该怎么办？"令人遗憾的是，学生大多对这几个问题无法回答，也似乎很少有人思考过类似的问题。很多学生认为只要记住老师所讲授的知识点，日后在临床工作中找寻类似病例就可以应对，但是忽略了人类疾病的复杂性、变化性和不稳定性。这无疑对于临床工作的开展没有益处。

医生品质的培养在医学教育中日渐被重视，也由此诞生了不同的教学理念。特别是成果导向式教育（outcome-based education，OBE）理念被当下许多医学院校所认可和提倡。这是一种以学生的学习成果为聚焦点的教育模式，要求所有的教学活动要围绕学生能够成功学习这一目标来展开，因而更强调学习产出和教育结果。首先明确学生预期的学习成果，配合个性化学习要求，然后再开展学习过程，让学生不断反思、挑战自我，最终达到制订的目标。OBE 教育要求能够观察、衡量学生的学习成果、个性化的评定，以能力培养为根本。

医学教育的目标就是培养合格的临床医生。在医学教育过程中，无论是基础医学课程还是专业课程，也无论是操作实践课程还是理论学习课程，教师都应该时刻牢记以下四个核心问题：①打算让学生学什么内容？②为什么要学习这些内容？③怎么帮助学生学习这些内容？④如何判断学生已经掌握并且达到预期学习成果？

基于OBE教育理念，医学教育的目标就是培养能够胜任未来临床工作岗位的医生，真正实现全民健康保障的国家战略目标。医学教育应是以培养具备生物-心理-社会医学模式思维和理念的学生为目标，通过在理论教学和实践教学中不断强化、引导，让学生逐渐培养、锻炼和固化生物-心理-社会医学模式，明白人是一个多层次、完整的连续体，理解在处理健康和疾病的问题上，要同时考虑生物、心理和行为的影响，以及社会的各种因素的综合作用。

二、问题导向式教学法理念的诞生和发展

（一）对传统教育理念的挑战

在传统观念中，获取知识似乎通过有经验者（老师）讲授这一途径是最快的方法。自我探索虽然也是个有效的方法，但时间花费长，效果不明显。教育者推崇的"授人以鱼不如授人以渔"正是这一理念的展现。中国古代的医学教育多以"师父带领徒弟行医四方"的形式来传承。然而，随着现代科技的发展，知识正以爆炸性的速度增长，已远远超乎过去海绵式饱和吸收的应对模式。特别是信息化技术（多媒体、互联网、计算机、手机）的应用已将学校课堂大众化和普遍化，慕课（massive open online course，MOOC）的产生、小班授课、小组讨论、微课学习等教学模式也将教学灵活化、缩小化。资源的普及和学生知识需求的多样化使得学校传统课堂不再是求知的唯一平台，老师也不再是学生求知的唯一源泉。无论对于老师还是对于学生，现今科技的飞速进程已经使得知识的非线性生产远远超越了人类大脑本质对知识的直线性吸收。在这一影响下，教学理念上的升华与深化和教学方法上的改善与更新不可避免。医学是一个特殊的教育领域，越来越多的医学教育者承认，医学能力的培养和医学知识的获取同样重要（表1-1）。

表1-1 PBL与传统教学法的区别

	主体思想	学习领域	学习方法	学习形式	效果评价	课程规划	学习发展性
PBL	以学生为中心（学生对自己的学习规划负责）	注重学习过程（如何学及为什么学）	自主学习	小组讨论	反馈改善学习过程的评估	统整（融合）多元知识	终身学习
传统教学法	以教师为中心（教师决定教学规划）	注重学习内容（学什么及学多少）	被动学习/听讲	大堂讲授	考试	组合（拼凑）各科内容	终身受教

PBL.问题导向式教学法

（二）主动学习理念与问题导向学习的产生

在传统医学教育中，尤其在基础医学类课程中，大多是以教师为中心，课堂讲授为主的教育模式，与实际的医疗环境区别很大，学生也多数抱着背诵、记忆、理解的目标来学习，很难有机会应用。虽然现在很多医学院校增加了临床见习、早期临床实习等实践类课程设置，但对于大学一、二年级的医学生而言，没有充足的医学理论知识积累，更没有经历医学思维锻炼，即使进入医院中，走到患者跟前，也仅仅是"感受"一下患者而已。这样的教学模式很难适应当下的医疗环境。在 OBE 教学理念的指导下，产生了学生主动学习和教师问题导向学习的方法，并逐渐被大多数医学教育者认可和推崇。

学生主动学习，是以学生作为学习主体，通过学生独立的分析、探索、实践、创造等来实现学习目标。这是一种让学生主动参与的教学模式，是一种可观察、可测量的学习行为。主动学习的四个阶段包括：①发现值得学习的问题/需要解决的问题；②找出要解决这一问题时自己在知识、技能和素养上的差距；③如何缩短、减少这些差距（具体学习行为）；④通过学习后评价是否达到预期的效果。

加拿大 McMaster 大学医学院在 1965 年策划了问题导向式教学法（problem-based learning，PBL）理念并在 1969 年实施。这一理念强调让学生在一个与实际情形近似的专业背景中学习基础和临床医学的相关知识，并以小组讨论和自我指导性学习的方式，在教师的引导下，通过对问题的不断探讨，培养学生未来发展所需的核心能力。PBL 教学理念提出之后，在加拿大经历了 10 年的沉寂，没有大学愿意尝试，其他国家中只有美国的 New Mexico 大学、欧洲的 Maastricht 大学和澳大利亚的 New Castle 大学尝试实施了 PBL 课程。直到 1980 年全球普遍推行医学教育改革后，在欧洲大陆上迅速掀起 PBL 学习热潮，哈佛大学和夏威夷大学随后也开创了具有自身特色的 PBL 教学课程改革。在 2000 年前后，PBL 教学理念传入国内院校。然而，由于翻译的不够准确，PBL 最开始被错误理解为"以提问为本学习"或是"以难题主导学习"，国内某些院校开始尝试 PBL 教学时，均将其仅仅视为一种教学方法，通过课堂提问或者老师提出问题，学生来回答等方式，尝试让学生将知识点记忆并且背诵出来。这种尝试本质上仍旧没有脱离传统教学方法，效果也不尽人意。随后，国内各大医学院校开始尝试深入理解 PBL 教学理念，派遣教师去 McMaster 大学医学院学习或者参加相关的 PBL 教师培训班，目前汕头医学院、南京医科大学、北京大学医学部、上海复旦大学基础医学院等均已开展或参加过 PBL 教学的相关培训，培养出了一批具有丰富 PBL 教学经验的教师。

目前对于 PBL 已经得到共识的解释是"问题导向学习"或者"基于问题的学习"。这种学习模式更侧重于提高学生应对生活中各种问题的能力，放到医学生身上，就是提高处理临床实践工作中遇到的各种问题的能力，包括但不限于知识和技巧的灌输。PBL 中的"问题"就是将可能遇到的情境组成案例作为学习的载体平台。不过，必须加以区别的是，此案例不同于临床医疗案例的教学分析，后者是纯粹的"病例分析教学"，针对某一患者出现的症状、体征，病程发生发展的经过等，用专业的医学知识进行分析和讨论，从而学习相应的诊断、鉴别诊断及治疗原则。真正的 PBL 教学绝非仅仅是一种方法，而是一种培养学生主动学习的学习理念。这一点也正是许多想要实施 PBL 教学或者已经从事 PBL 教学的教师需要明确的。

（三）如何理解以问题为导向学习

PBL 与传统教学有很大差异，甚至可以说是完全颠覆了传统教学。如表 1-1 所示，PBL 的核心点就在于学生主动性学习的态度和学习的行为过程，也就是"learning"。L 并非依靠教师的谆谆讲授，而是学生自主学习的行为和目的。PBL 注重的是对临床上实际遇到的问题进行探索与解决，而非仅仅死记硬背医学理论知识；PBL 依靠的是利用小组团队多元化的动力，建立合作沟通的互动学习。PBL 经验流程所赋予的能力，如"大胆假设、谨慎求证"的批判性思维、与同伴的沟通技巧、团队互助合作精神、自主学习的习惯养成、追求创新的勇气和专业素质的培养等，才是对待学习和工作最具永续性的力量，更是"终身学习"的保障。

（四）目前问题导向式教学法中遇到的难点

1. 给学生放手的"度"难以把握　PBL 的精神主轴在于"以学生为中心"的自主学习，只有在教育过程中时刻严格实行"学生为中心"的主旨，才可能达到学生学习自主化、生活化、全人化与整合化的成效。然而，以学生为主就意味着学习过程中要放手于学生，这个"放手"要到何种程度、何时放、什么地方放困扰了 PBL 教师。在现在这个信息量爆炸、知识日新月异、资源无比丰富的时代，尽管教师明白在 PBL 环境里应秉持"以学生为中心"并让学生"自主学习"的原则，不应按传统方式教学，而是让学生自己安排自己的学习方法和目标，但实际情况却是，某些欠缺经验的教师全程不言不语，不管不问，导致学生"天马行空"或完全"自由联想"，漫无目的地高谈阔论；或者反其道而行之，某些教师过分干涉学生，指定或分配学生阅读与自己专业相关的教材或学习资料，这些方法都背离了自行主导学习（self-directed learning）的真正意义。

2. 基础医学教育与临床实际工作的差别　医学生的学制一般设置为 5 年，低年级是一些专业基础课，以西北民族大学医学部课程为例，一年级开设了学习人体基本结构的《系统解剖学》、学习器官和组织的《组织学与胚胎学》，学习人体最小组成单位的《医学细胞生物学》等；二年级开设了学习基因、DNA 组成的《生物化学与分子生物学》，学习正常人体功能的《生理学》《医学遗传学》《免疫学》及机体患病或感染状态的《病理学》《微生物学》《人体寄生虫学》等；三年级开设了学习机体从正常向患病状态改变的《病理生理学》，学习药物机制作用的《药理学》，研究疾病传播的《流行病学》和如何对患者进行检查的《诊断学》等。直到大学四年级才开始内科、外科、妇产科、儿科等专业课的学习，真正开始学习各种疾病的临床表现、诊断和治疗。虽然前期的基础医学类课程中也会涉及某些疾病，但并没有定位于某一具体疾病的详细描述，而只是解释某一类症状或体征的可能原因，例如，《生理学》中关于"发热"的章节，详细描述机体出现体温增高的某些病因。不可否认，充分掌握这些知识才是临床工作中应用的前提和基础，但在学习阶段可能还很难灵活地应用。

综上所述，在基础医学课程学习阶段进行 PBL 可能存在与临床实际脱节的问题，因为这个阶段的学生没有真正接触过临床患者，还未形成整合、理性的思维，很有可能片面地"头痛医头，脚痛医脚"，难以进入医生的角色，或者说，用医生的思维来处理患者的问题。实际上，这种"医学思维"的培养正是 PBL 教学的目的，但是如何引导、引导方式和效果等却是 PBL 教学的难点。因此，PBL 教师必须有规范化的培训，学习一定的沟通技巧，帮助学生学会如何去用，以及如何用好自己目前所掌握的一定程度的基础医学知识，并将学习方法和学习习惯贯穿始终，坚持整个学生生涯，乃至从医生涯，真正实现"终身学习"的目标。

3. 自主学习的方法需要提前学习掌握　某些学校从医学生一年级即开设 PBL 课程，期望达到"早期接触临床"的目的。由于医学生课程设置是进展性和持续性的，很多低年级的学生没有掌握足够的医学理论知识，如果想从一开始就期望他们能全身心投入，完全适应这种教学方式，可能有些困难。例如，如果没学习过正常组织和生理状态，直接跳到病理情况下可能发生的疾病，对学生来说可能很难理解。我们的经验是，不建议对于一年级学生开设 PBL 课程，即使要开设，也尽量选择医学人文的通识类案例。这样即使学生面对案例从医生角度无从下手，也可以从自身生活经验打开思维，进入探讨中。

另外，学生在参与 PBL 课程前一定要经过基本技能的培训，尤其是医学数据库的使用、医学资料的搜集等，要不然可能就会看到讨论课上学生们人手一台手机搜索网络资源的现象。当下社会，网络资源十分丰富，很多医学知识从网络上可以获取，其中也不乏医学专家和学者的解释。目前的问题是，获取信息不难，如何查找、掌握真正有用的信息却是难点。试想一下，如果临床医生在遇到情况特殊复杂的患者时，他目前所掌握的医疗知识难以解释患者的情况，或者患者出现的症状完全超过了他的预期，他该如何获取并快速掌握相关知识呢？应该是从医学数据库检索文献看有没有类似的病例个案报道，或者查找专业的医学参考书寻找类似的临床表现，或者检索相关临床指南，再或者请可能相关的科室医生会诊，寻求经验更丰富的上级医师交流等方法，而不是直接查找网络！要知道，有一定医学知识和经验的临床医生，面对复杂病例时尚且可能没有头绪，更何况正在学习的医学生们。因而，如何自主学习、从哪学、怎样进入深层次思考都是要提前培训学生的，否则，PBL 教学很难达到教学效果。

三、PBL 理念在基础医学教育中的应用

（一）PBL 理念的精髓是"以学生为中心"

众所周知，要实现学生自主学习，要真正发挥 PBL 精神，必须从心底认可"以学生为中心"的理念。然而，具体怎样去做呢？教学过程中只有教师和学生两方，完全放手给教师，教师一直讲是传统填鸭式教学；完全放手给学生，学生一直讲可能会"跑题"，达不到教学效果和教学目的。在两者的互动中以学生为主，教师从旁引导是不是就是"以学生为中心"？正如同小树苗的成长，主干往上长时就不去管它，一旦发现侧枝生长过于茂

盛或者主干歪曲，就应及时给予纠正和引导。我国教育学家孔子曾提出，师生互动间存在一个微妙的关系。"不愤不启，不悱不发。举一隅，不以三隅反，则不复也。"这也是"举一反三"典故的由来。首先让学生自己提出问题，由学生去思考，等到学生处于"愤"的心理状态，即遇到思维过程中的第一种矛盾而又无法解决时，教师才去指点启发，然后让学生自己再去认真思考，等到学生进入"悱"的心理状态，即遇到思维过程中第二种冲击且无法解决时，教师又再点拨一下，使学生有柳暗花明又一村般的豁然开朗，即所谓的"启发式"教学，让学生在学习过程中始终处于主动的地位。有意思的是，西方的苏格拉底也提出过类似的教育思想，他认为，要通过教师连续不断的提问，有时甚至是逼问，迫使学生陷入自我怀疑的状态中，从而把学生的认知逐渐引向深入，使得问题最终得到解决。这种也属于"启发式"，虽然也可以使学生进入学习的状态，促进学生主动思考，但是恐怕对于问题难以理解得很深入，因为学生自我认知的矛盾和随后产生的求知欲都是在老师的问题下产生的。相比而言，孔子的教育方式更符合 PBL 教学中以学生为本位的精神理念，而且，孔子启发弟子思维的方式也正是 PBL 环境中，教师应该扮演的角色，也就是鼓励者、刺激者与协调者的多元角色。

在实际的基础医学 PBL 教学中，由于低年级学生还未完全掌握足够的医学理论知识，也未锻炼培养过医学思维方式，面对案例时，如果仅从自己掌握的医学知识考虑，很难一下就切入到重点，探讨出较深入的学习主题，自然也很难提出关键问题。譬如，对于一年级医学生，刚刚接触《系统解剖学》《组织学与胚胎学》等基础课程，在看到案例中有下腹痛的描述时，第一反应是下腹部有何种脏器，组织学层面有什么样的细胞等，更深入的思考可能就很难实现。二年级的学生接触过《病理学》《生理学》后，看到案例会上升到具体的疾病上，可能是哪种脏器发生了病变，原本的生理功能是否发生了改变？不过，对于发生了何种改变，进而影响到哪种器官或全身的功能，恐怕只有到三年级学习了《病理生理学》《免疫学》等课程后才能考虑到。至于如何诊断，应该做什么检查，应该排除什么疾病，甚至如何治疗等思考，可能要等到更高年级，学习到相关的理论知识后才能提出。因而，当学生"卡壳"时，不知道该思考什么时，提出什么关键问题时，就需要教师从旁指引，犹如打开路灯一样，照亮前进的道路，让学生向前看，看看路上有什么，或者让其看看是不是这条路，帮助其判断思考方向是否正确，而绝非直接抛出结果，再反过来让学生去回溯验证。

需要说明的是，思考 PBL 问题的过程绝非是"先修班"，让学生去主动检索并查找尚未学习的医学知识是培养思维的过程，是教学的手段，而绝非是目标或结果。譬如，有的案例里提及了实验室检查的结果，有学生立即去检索正常值的具体范围，影像学图片怎么看，借此来掌握各种检查结果的正常范围，而这并非是真正的学习目标。遇到案例中的检查结果时，我们应该让学生去思考，为什么要做这样的检查，如血常规、B 超、放射影像学检查等，检查结果异常说明了什么？而非让其去掌握 B 超结果应怎么看，CT、MRI 应怎么做。经常听到有老师反馈："这个案例太简单了"，"没有影像学检查结果"，"没有 CT 检查图片、X 线检查图片"，"不符合临床实际"。然而，应该明确，X 线检查报告结果的描述与 X 线图片的效果是一样的。我们培养的学生不一定会从事影像专科，基本的阅片知识和技能在四年级的《医学影像学》课程上也会学习到，并不需要提前掌握，根据案例中的检查结果描述去思考这个结果意味着什么即可。对于学习基础医学课程的医学生，尤其是低年级医学生，让其根据自己目前掌握的理论知识和现有的经验，包括生活经验，来对案例中的相关信息进行综合分析，借以提出感兴趣的关键问题，这才是真正的"以学生为中心"的 PBL 教学。仍以刚才"下腹痛"的案例为例，有些同学可能一时无法想到什么脏器发生病变后会出现腹痛，但是根据"下腹部""疼痛"这两个关键信息点，联想到自己曾经出现胃肠绞痛，最后被诊断为"急性胃肠炎"的经验。这可以提示学生，"你觉得案例中的患者和你的情况很相似，那你觉得应该给他做什么检查来支持你的判断？想想你去医院后医生给你开了什么检查？检查结果说明什么？"（对于一年级学生）；"除了胃肠炎，还有可能是什么原因造成了下腹部疼痛？"（对于二年级学生）；"患者是什么样的疼痛，急性胃肠炎是什么样的疼痛？两者一样吗？如果不一样，说明什么？"（对于三年级学生）。总之，教师的引导应基于学生的情况，不能一概而论，也没有统一的话术，应根据学生的不同层次、领悟理解力而灵活变化。许多刚刚接触 PBL 的教师通常犯得一个错误就是，喜欢从自己的专业角度去引导学生，如一位讲授《生理学》教师，可能更多地从疼痛的生理机制方面去引导，这样不能说有错，只是难以达到更好的效果。

（二）PBL 的成效建立在"团队合作"的基础平台上

PBL 所强调的学习过程一般以"小组"为形式，以"讨论"为动力去进行，这样才会达到学习的效果。在这个 PBL 学习过程中，大家的角色都是一样的，可以是老师也可以是学生，谁掌握的知识多，掌握的知识前沿，都可以分享给他人。此时，"教"与"学"不再是传统的对立角色。一个类似的情境是在医院的多科会诊中，患者的情况复杂棘手，需要各科室的通力合作，特别是在讨论患者的病情和治疗方案时，相关科室都会据理力争。谁能解释患者现下的情况，谁能提出稳妥有效的治疗方法，谁能最大程度规避可能出现的危险情况，谁就占主导，而非谁的职称高，谁的资历老就听谁的。孔子曰，"三人行，必有我师焉。择其善者而从之，其不善者而改之"。每个人先天的禀赋是很相近的，但是后天学习成效可能会因个人的习惯和性格不同而产生很大差异。由于庞大的医学知识体系和日益发展的医疗技术，一名医生不可能将所有的知识都完全掌握，更不可能熟练操作所有的临床技能。医生是个需要团队协作的岗位，这也是我们在培养学生时，将"能够意识到自己专业知识的局限性，尊重其他卫生从业人员，并注重相互合作和学习"作为毕业目标的原因所在。

（三）PBL 与基础医学教育

PBL 在医护教育中具有"早期接触临床"的特色，即把基础医学套入临床思维模式以达到"学以致用"的目的，是为了使问题的探索（基础的建立）与问题的解决（临床应用）达到"知行合一"，这样才能贯穿所思、所学、所谓，达到临床思辨的境界。换言之，不仅要"知其然"，更要"知其所以然"。在过去的 20 年间，国内各大医学院校争相引入

PBL 教学理念，开设 PBL 课程，并逐步形成各自的特色，举办 PBL 教师培训工作坊，出版相关的教材，培养了一大批优秀教学人才。例如，汕头大学医学院的 PBL 教学首先采用开设自主学习培训课程的方式让学生掌握相关技能，然后开设 PBL 课程，将教学案例按照人体结构模块、基础学习模块、神经学模块、肌肉与骨骼模块和性－生殖－发育模块、疾病机制模块、消化与营养模块和机体平衡模块、感染与免疫模块和心血管与呼吸模块进行分类，内容涵盖医学专业前四年的学习内容，并采用独特的评估体制进行考核，取得了良好的教学效果。本课题组的 PBL 教学也借鉴汕头大学医学院部分的教学设计和案例，并加以自己的特点，规划出更符合本校师生的 PBL 课程教学方法。

需要特别说明的是，2012 年教育部、卫生部颁布的《关于实施临床医学教育综合改革的若干意见》中提出要进一步深化医学教育改革后，各医学院校开始重视对医学生人文素质的培养。人文类课程贯穿医学生的整个学习生涯，如低年级开设的《医学导论》《医学人文》《医学心理学》《医学伦理学》和大量医学人文模块选修课，以及高年级开设的《社会医学》《卫生法规》《医患沟通》等。因此，本书特别增加人文通识类案例（见第 3 章），这类案例并不需要太过专业的生命科学知识背景，对刚入医学领域的学生，特别是一年级医学生非常友好。学生也可以利用这段没有太多专业课程压力的时间去适应 PBL 这种创新的学习方式，同时还可扩展学习视野。大部分医学院校的 PBL 课程一般是从二年级、三年级的基础医学案例开始，再延伸到临床医学案例，很少有人文通识类案例教学。本书中的通识类案例部分借鉴于我国台湾"中国医药大学"编写的案例。该校具有数十年的 PBL 教学经验且十分注重人文教育，包括与生命相关的社会、自然、语言、艺术、历史和伦理等教育。

此外，对于基础医学案例的编写，因其代表的是以器官系统为主的基础医学整合学习，而非传统的学科组合教学，因而也不应该以解剖 PBL 案例、生理 PBL 案例等学科来分类，而是应该以生活化的故事为主轴，穿插医学相关情境，借此来激发学生的学习动机。根据不同年级学生掌握的医学知识背景，编写适合该年级学生的学习案例，内容不会"超纲"或艰涩难懂，同时凸显 PBL 三个层面的内涵，即群体社区、行为伦理与生命科学。与以临床情境为主、在良好的基础医学理论知识基础上进行临床推理的临床案例不同，基础医学案例更侧重日常生活及舆论中常见的医患关系、医疗伦理、医疗制度改善及医疗专业间的互动情境等，而非疾病的诊断、医疗技术或者治疗。

第2章 实施 PBL 教学的流程

一、PBL 教学的基本过程

（一）医生思维或临床思维的培养

究竟何为医生思维或者临床思维？是如何像临床医生一样去思考问题吗？试想一下，如果你是一名临床医生，面对来访的患者，首先会倾听他对症状的描述（患者的故事），然后通过提问收集信息（现病史、既往史等），归纳出关键问题，提出可能假设（病因），并通过检查相关体征，根据需要开具相关实验室检查或影像学检查项目，进一步收集更多信息，验证假设，鉴别类似疾病，最终做出诊断。这一过程就是医生常用的"大胆假设、谨慎求证"的诊疗思维。十分类似的是，PBL 教学也基本遵循这个过程，如图 2-1 所示，两者都遵循归纳总结 – 发现问题 – 提出假设 – 自主学习 – 验证假设的过程。

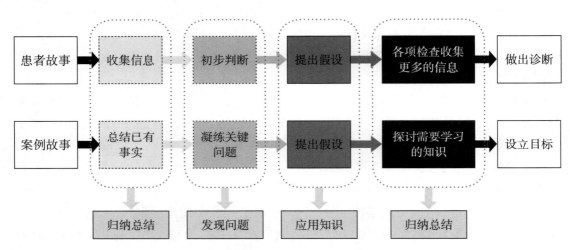

图 2-1 临床思维与 PBL 讨论过程的对比

（二）PBL 的实施过程

需要注意的是，PBL 与解决问题（problem-solving）是完全不同的理念。PBL 的目标不仅仅是解决案例呈现出来的关键问题，更是要帮助学生在认识问题、解决问题过程中辨别他们自己的学习需要，整合和应用已经掌握的知识，并在小组中与组员和带教老师一起合作。PBL 的过程一般可分成准备阶段和实施过程的三个阶段（图 2-2）。

准备阶段：给学生培训 PBL 流程，培养自主学习习惯和方法。

第一阶段：首次碰面，根据案例讨论出学习主题。

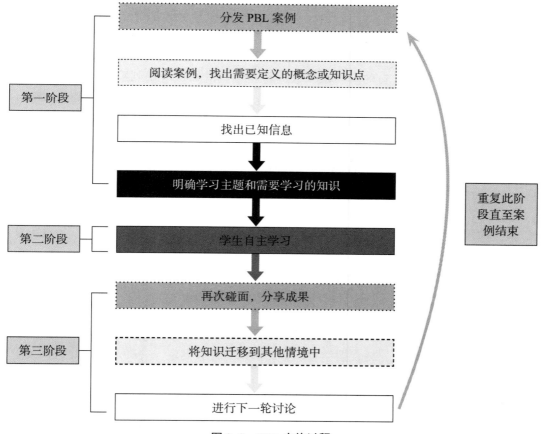

图 2-2 PBL 实施过程

第一步，给学生分发 PBL 案例（一般分 2～3 幕）。事先学生没接触过案例故事，也没有提前准备。案例以故事的形式书写，包含临床实践中遇到的问题，并非整理后的临床病历格式。

第二步，让学生阅读案例故事，整理出已知信息，找出其中不熟悉的概念或知识点。学生可根据自己已掌握的医学知识、生活经验等尽量去理解案例中的情境，进而找到自己知识的欠缺点和不确定的知识领域。

第三步，让学生基于已有的信息和已掌握的知识，经过小组讨论，提出还需要掌握何种信息或如何获取信息，并提出假设来解释故事主人公（一般为患者）的问题，即患者可能的诊断是什么？此时如果学生需要进一步的信息，如相关检查的结果，可以提供给他们。

第四步，小组确定学习主题或学习议题，即还需要学习的知识。如果这些主题严重偏离带教老师之前确定的学习目标，需要及时提出并予以纠正，否则不限制学生讨论出的学习主题。分配学习主题到每个人，以确保每个人都能领到学习任务。

第二阶段：自主学习。学生根据学习目标进行自主学习，自行查找学习资料，可以是教学参考书、医学数据库、网络资源等，也可以与专家、课程老师、临床医生探讨或者自行组织讨论。需要保留相关学习痕迹或学习笔记，任何形式均可，如思维导图、电子资料、知识点手绘稿等。

第三阶段：再次碰面，回顾假设，重新定义对问题的理解，评价学习成果。

第一步，学生分享各自的学习成果，并将新学到的知识应用到案例中。不要让学生独自做个人陈述，而是以讨论的方式来交流彼此掌握的知识，可能此时学生们已经可以解释案例中的问题，也有可能会再次发现需要进一步学习的重点。这个阶段的学习应该是整合的过程，学生将上 PBL 课程前就掌握的知识和自主学习掌握的新知识整合应用于案例的问题，以便帮助学生在未来其他课程的学习中遇到类似的问题可以回忆起已经学过的知识。

第二步，也是最重要的一步，让学生将知识迁移到其他情境中，也就是在其他情境中可以继续应用掌握的知识。带着这种连续性，进入下一轮对案例问题的讨论，一直重复前三阶段工作，直至案例结束。

（三）PBL 课堂与讨论实践的运用

PBL 案例情境一般分为 2~3 幕，用 2~3 次讨论完成（一次讨论为 80~100 分钟）。讨论间相隔 1 周，案例的第一幕在第一次讨论时就分发给学生，让学生进行头脑风暴，挖掘并提出想讨论的问题或议题，按学生现有的知识与经验设定，并确定需要知道什么信息或学习什么议题，才会了解问题的内涵及学到新的知识。然后讨论，以达成共识，并设定为学习目标。可以建立 6~8 项完整的学习目标，并以优先次序排列，且要足以让他们下一次课再做 100 分钟左右的讨论。这一段时间的分配，不同的团组可能会有不同的需要，因此每阶段时间的分配不应过于僵化，带教老师及学生会从他们的团队合作经验中学习到最佳的时间分配。不过第一次讨论的后段必须留下 10~15 分钟的时间来对案例讨论进行总结和对每位组员的优缺点进行反馈。

第二次或第三次讨论，可以利用 20~30 分钟热身，让学生轮流谈一谈 1 周之内他们如何花时间在这个案例上进行学习，并且在什么学习平台上查询资料。千万不能让学生进行轮流的单向"简报"（其实这是典型的传统教学动作），而是要让学生尽量展示互动及主动地"讨论"与"挑战"。然后分发案例第二幕或第三幕，让学生继续进行头脑风暴，讨论、设定新的学习目标。同样，本次案例讨论结束前，必须留下 10~15 分钟时间进行案例讨论的总结与每位组员优缺点的反馈。

二、课程开始前准备

PBL 实施包括案例、学生、教师、场地和评价机制。一个成功的 PBL 实施，就要做好以下 5 个方面的准备。

（一）教学案例的选择

案例是实施 PBL 的基础，"问题导向学习"中的"问题"就是从案例中产生。好的案例，要包含 population（群体 – 社区 – 制度）、behavior（行为 – 习惯 – 伦理）和 life（生命－自然－科学）三个层面，能涵盖不同学科（横向维度）和基础与临床（纵向维度）的整合思维，同时可以激发学生的学习热情。

（二）学生培训

1. 自主学习理念的建立及实践

(1) 建立自主学习理念：分析学习效果的决定因素，评估主动学习的四个关键步骤。

(2) 体验主动学习的过程：制订一个小的学习主题，让学生查找、收集资料并进行个人知识转化，凝练成知识点并最后讲述出来。

2. PBL 理念与实践

(1) 介绍 PBL 理念和学习方式。

(2) 比较 PBL 教学与传统教学的区别。

(3) 根据 PBL 案例片段尝试制订学习目标。

3. 检索资料的方法实践

(1) 列举医学临床证据的等级：依据循证医学理念，医学证据呈金字塔型排布，由低到高分别是"细胞实验/体外实验、动物实验/体内实验""专家共识或意见、临床经验""个案报道、病例系列研究""病例对照研究、队列研究""随机对照研究""系统评价和 Meta 分析"（图 2-3）。

(2) 初步使用中文数据库（CNKI、万方）和英文数据库（PubMed、Web of Science）查找文献。

(3) 介绍临床指南及指南数据库（可选）。

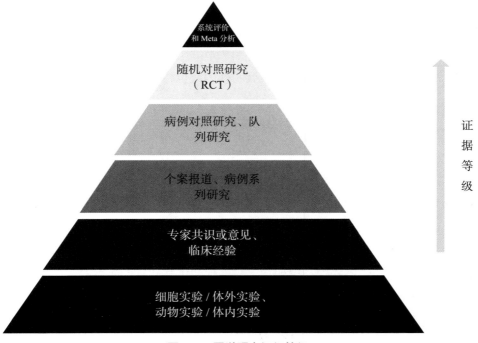

图 2-3 医学研究证据等级

4. 建立终身学习理念

(1) 讨论终身学习的意义。

(2) 列举促进终身学习的策略。

（三）PBL 教师培训

实施 PBL 教学的老师不再是教师（teacher）的角色，因为 PBL 中已经没有"教"（teach）这个环节，教师的角色转变为引导和促进学习，因而被称为导师（tutor）。一名合格的导师必须达到以下要求。

1. 掌握 PBL 理念　通过培训，掌握 PBL 基本理念，深刻理解 PBL 强调的是学生自主学习、主动学习，帮助学生建立除知识以外的其他能力。这样才能在带教过程中有意识地引导，而不是直接讲解知识，以帮助学生建立学习方法为目标，并将此理念贯彻始终。

2. 明确学习目标　每一个 PBL 案例都是独一无二而又彼此联系的，带教老师要明确本案例的主要目标，帮助学生应用已掌握的知识理论，分析讨论出新的学习主题，获取新的知识、技能和态度，并将新学到的知识和技能融汇到整个课程中去。

3. 熟悉 PBL 的过程并能控制讨论流程　带教老师要有引导组内成员的技巧，包括营造良好氛围、沟通技巧、鼓励技术、及时察觉和有技巧地阻止及导向等。当学生天马行空式谈论，严重偏离本案例的学习目标时，带教老师要及时阻止并向正确的方向引导；或者当学生不知道如何开展讨论，全部闷不作声时，带教老师要适时给予点拨，挑开个"话头"即可，例如"大家之前有没有遇到过类似的情况？""从这个描述中我们能看到什么？"，切记不可过分深入，要让学生自己去挖掘、思考。

4. 客观评价及反馈　PBL 课程会在每次课后进行评价和反馈，包括讨论和展现成果时学生的自我评价、小组他人评价和带教老师评价。PBL 强调形成性评价（formative assessment），每次评价后都会给予每位学生针对性的反馈，并在下次课上观察有否改善。因而，带教老师的评价必须客观真实，根据明确的评价指标严格执行，切勿笼统评价，没有可执行性。

（四）PBL 实施场地

PBL 教学一般将 6～10 个学生分为一个小组，场地不需要很大，但是要求讨论时组内成员有目光接触，最好是围绕圆桌相向而坐。同时要有一块白板，方便学生随时记录，有条件的可以准备不同颜色的白板笔。讨论过程中不提倡学生一边翻阅资料或者查阅教科书一边讨论，而是应该以现有掌握的知识和经验进行头脑风暴，小组中记录员可掌控讨论的时间。此外，老师也和学生坐在一起，认真倾听和观察，不随意打断学生讨论，刚开始时可适时给予表现好的同学以鼓励，增加学生对老师的接受和认同。

（五）评价方法的建立

传统教学的大课堂课后只能通过考试来考查学生听课效果和知识掌握的程度，而 PBL 学习目的在于让学生自己发现问题、解决问题，因而评价方式要合适、合理且有效。每次课程结束前的反馈和课后的评价成绩都不能省略，且后者要求有明确的标准，并在第一次课开始时就让学生知晓。每次课带教老师不仅要给成绩，还要详细描述每位学生学习的情况并给予具有针对性的反馈和建议。

三、PBL 课堂的实际操作流程

（一）人员安排及具体工作

由 1 名导师和 6～10 名学生组成 PBL 学习小组。每次课开始时从学生中选出组长和记录员各一名，可轮流担任。

1. 导师的工作原则

(1) 营造良好的学习氛围。可通过真诚、积极关注、乐观热情的鼓励等方式实现，目的在于让学生感受到平等、包容、放松的情绪状态。因此，每次课前 5 分钟左右的热身活动不可少。

(2) 鼓励全体组员参与。有些学生可能由于个性，惧怕老师等，不敢开口，此时导师就要采用合适的鼓励方式来促使学生全身心投入进来。

(3) 协助组长调节与各组员的沟通。组长是掌控整个讨论流程的关键因素，由其来决定何时进行下一议题，何时结束讨论，需要有一定的领导能力和协调能力。当出现组长无法应对的场面时，如全员冷场、激烈争吵等，导师应该出面协调。

(4) 监督记录员的工作，保证记录准确。记录员是综合、凝练组员讨论结果的关键，需要认真细致，有时也需要记录员来参与讨论的时间控制，同样需要一定的领导能力和协调能力。

(5) 纠正偏离的学习主题。有时学生思维太过活跃，会造成天马行空的猜想，此时如果偏离提前设定好的学习目标过远，导师需要出言阻止并给予纠正，常用的话术为："之前的讨论很好，但是似乎忽略了一点，大家不妨想想，要是……会发生什么？"

(6) 保证全组完成事先制订的学习目标。每个案例在编写时都会制订一定的学习主题/学习目标，学生在讨论过程中可能不够全面，此时就需要导师给予引导，以确保学习目标全部涉及。

(7) 保证学生对于涉及问题知识的充分理解。学生毕竟接触医学知识时间不长，有时难以融会贯通所有的知识点，导师需要充分掌握案例中涉及的医学问题，才能从自身专业角度予以指导。

(8) 评价学生的表现并给出评定成绩。PBL 课程为过程性考核，形成性评价，需要对学生小组讨论和学习成果展示时的表现进行评价、评分，并有针对性地反馈给学生，肯定并鼓励突出的表现，指出不太突出的表现，以期下次课程时能有所改进。

2. 小组组长和记录员的工作 每次小组讨论前需要选出组长和记录员，可采用一定的奖励机制以激励学生主动承担此项工作。

(1) 组长负责整体讨论节奏和时间掌控，协助全组同学理顺思路，并随时协调小组内可能产生的矛盾。一般选取外向，有一定领导能力的学生担任。同时自己也要参与讨论，协助记录员记录讨论的要点，讨论结束后学习主题分配等。

(2) 记录员在白板上记录下讨论过程中的要点，如阅读完案例后得出的已知信息要点，需要进一步了解或学习的信息，出现的关键问题，提出的假设，凝练出的学习主题等。

也有学者建议只设置记录员即可，组长可以不需要，因为记录员也可以掌控讨论的流程。不过，这样可能会影响记录员参与讨论，记录员也是小组的一部分，也需要参与讨论。

3. 组员的工作　小组成员需要全身心参与讨论中，克服个人胆怯，大胆地表达自己的想法。

(1) 服从课程计划，服从组长的安排，按步骤进行。

(2) 认真阅读案例并将自己带入案例情境中，进行深入思考。

(3) 尊重并听取别人的意见，合理表达自己的观点。

(4) 尽量提出关键问题或假设，不能等着别人来提，自己坐享其成。

(5) 应用自主学习的方法课后进行资料查找和学习。

(6) 能够与其他组员分享信息。

(二) 时间设定

一个案例依据具体的幕次数量可安排 3～4 次课。第一次上课，热身后分发案例第一幕，小组讨论时间安排在 90 分钟左右（或 2.5 个课时），讨论结束后留有 25～30 分钟（或 0.5 个课时）进行口头评价，需要完成自评、他评和教师评价，最后导师将评价结果有针对性地反馈给该学生，达到促进鼓励其下次表现的效果。课后学生自主进行信息收集、分析和学习，每个人使用的时间不等，一般为 2～3 小时。

隔周第二次上课时，讨论开始前先留出 25～30 分钟进行自主学习分享，切忌让每个同学各自汇报，而是应采用集体讨论的形式，且分享的应是学生已经掌握的知识，争取不要拿着资料照本宣科。除此以外，需要展示学生的学习记录或学习痕迹，可以是思维导图的草稿纸、学习知识点的摘抄、数据库的检索记录等各种形式。随后分发案例第二/三幕，重复上次课的步骤，仍旧要留出 15～20 分钟来进行口头评价和反馈。隔周第三/四次上课，学生可制作 PPT 展示此案例中学习到的知识，每人安排 10～15 分钟，最后进行考核评价，自我评价、小组评价，教师根据这两次讨论课和 PPT 展示的表现进行整体评价，填写纸质评分表。

(三) 场地及设备

如果没有专门的 PBL 教室，可选用小教室，有圆桌和可移动的椅子，方便排布成老师和学生可以面对面的格局。同时提供白板，条件允许的话可以多准备几种颜色的笔，方便记录时加以标记，理清思路。学习成果展示时可选计算机投影、一体机或者投影仪，方便展示即可。

(四) 具体 PBL 课程设计

如图 2-4 和图 2-5 所示，每次 PBL 课程 3 学时（135 分钟），两幕案例需要 3 次课（即

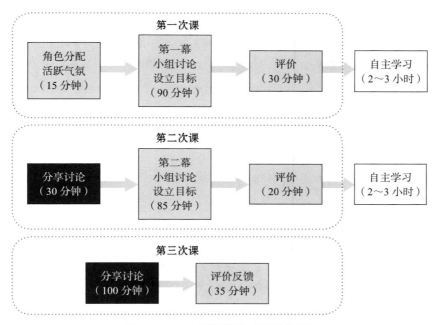

图 2-4 **PBL** 课程设计（两幕案例）

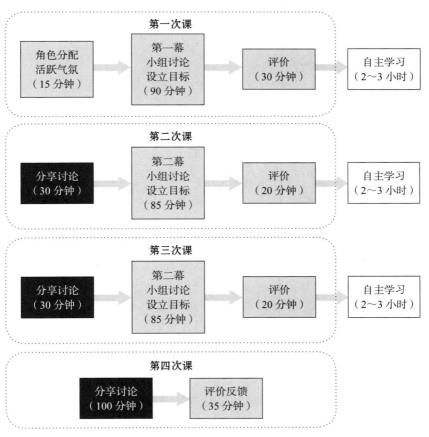

图 2-5 **PBL** 课程设计（三幕案例）

9 学时），三幕案例需要 4 次课（即 12 学时）。以西北民族大学医学部为例，PBL 课程在二年级第二学期开设，共计 32 学时，其中 2 学时为学生培训，30 学时选用两幕案例 2 个、三幕案例 1 个。

学生培训（90 分钟）

1. 老师及学生自我介绍，活跃气氛的小游戏（10 分钟）。

2. 介绍 PBL 理念和 PBL 过程（20 分钟）。

3. PBL 学习实践（30 分钟）：给予准备好的案例片段，带领学生找出已知信息、不熟悉的术语和概念、需要进一步知道的信息、关键问题 / 提出的假设、凝练出的学习主题。

4. 自主学习实践（20 分钟）：介绍医学证据等级及获取证据的方法，如医学教材、中英文医学数据库、医学论坛、医学指南（可选）的使用等自主学习方法。

5. 学生总结、反馈本次课程的收获，以及对下次课程正式进入 PBL 学习的期待（10 分钟）。

第一次课（135 分钟）

1. 热身活动，选出本次小组讨论的组长和记录员（5 分钟）。

2. 给学生分发案例第一幕，可让一名学生大声读出案例内容，不要间断，完整通读全部内容（5～10 分钟）。

3. 进入小组讨论（90 分钟）。

(1) 提取整理已知信息，对案例中不熟悉的术语或者定义加以澄清，有争议或大家均表示不知道时，由记录员记录下。

(2) 找出需要讨论的问题，记录下大家都同意的问题。

(3) 通过"头脑风暴"来进行讨论，运用已掌握的知识来解释问题，发现解释不了时，讨论还需要学习什么知识或是进一步掌握什么信息，由记录员记下所有内容。

(4) 继续案例诵读，重复上述 (1)(2)(3)，将对问题的理解演变成解决问题的方法，最后提出假设，记录员记录这些引导转变的细节，直至案例结束。

(5) 从需要进一步学习的内容中凝练出具体学习目标 / 主题，达成全组共识，记录员记录。在此过程中，导师要确保这些学习主题满足预先设定的学习目标，而且明确、全面，难度适当，能够达成。

(6) 组长分配学习任务，每位同学认领一个自己最感兴趣的学习主题。

4. 对本次讨论的口头评价（25～30 分钟）。

(1) 学生自评，根据自己课堂上的表现进行简单口头评价，包括讨论参与情况、解决问题、自我学习、知识获取和团队贡献等方面。

(2) 他人评价，根据组员的表现进行口头评价，可由小组中另外任一成员完成，包括参与度、互动情况、讨论顺利与否、目标达成等情况。

(3) 教师评价及反馈，根据学生的课堂表现，从讨论参与度、发言积极性、团队合作及沟通能力、同理心等方面进行口头评价，并有针对性地反馈给该学生，肯定其好的表现，鼓励下次课认真准备，期待有所改善或提高。具体评价的标准和分数设定见后文。

第一次课后（2～3 小时）

学生根据学习目标开展自主学习（资料搜集、整理、分析，内化成自己掌握的知识体系），强调必须保留学习记录或者学习痕迹，具体形式不限。

第二次课（135 分钟）

1.学生分享自主学习的成果（30 分钟）。避免每个人照着资料念的形式，而是应该真正理解并掌握知识后再表述出来，同时展示自己的学习记录，可以是思维导图的草稿、对概念的领悟笔记、数据库检索的记录截图、医学论坛的交流等，形式不限，但是要求每个人都有展示。

2.选出本次讨论的组长和记录员。

3.分发案例第二幕，进入小组讨论，过程如前所述（85 分钟）。

4.对本次讨论的口头评价，方法如前，但本次评价内容要增加学习分享部分，对于资料准备的程度教师也要做出反馈（20 分钟）。

第二次课后（2～3 小时）

学生根据学习目标开展自主学习（资料搜集、整理、分析，内化成自己掌握的知识体系），强调必须保留学习记录或者学习痕迹，具体形式不限。

第三次课（135 分钟）

1.学生分享自主学习的成果（100 分钟）。

案例讨论已经整体结束，本次分享采用制作 PPT 的形式，每位同学准备 10～15 分钟的 PPT，依据学习目标将自己新学习的知识做一个整体梳理和总结，不仅包括相关医学知识点，还可以包括学习中遇到的问题、解决方法、个人收获等。

2.对本案例学习的书面评价（30～35 分钟）。

同样包括学生自评、小组评价和教师评价，根据学生的整体表现按照评价标准进行评分，计入本学期考核成绩。

说明：若为三幕案例，则需要重复讨论课一次，在第四次课时进行评价。

四、PBL 评价与考核

（一）PBL 评价方式与标准

每次案例讨论课结束时一定要留出 20 分钟左右进行口头评价，针对每个人的课堂表现进行自评、他评和教师评价。若学生人数较多，可以简单评价，但绝不能省略。尤其是最后教师针对每个学生的反馈，可以帮助学生思考自己的不足之处，增强信心，有利于下次上课表现的改善。

案例整体讨论结束的学习成果分享后，可采用正式评价（纸质评分表），这也是课程考核的一部分。评价分 5 个模块，5 级评分，从 1 到 5，1 为完全不同意，5 为完全同意，共 20 条目，每条占 5 分，满分 100 分（见书末附录）。

1. 学生自评标准

(1) 参与度、自我提升：①守时概念强，无迟到和缺席现象；②能够积极参与讨论，按计划、认真完成所有分配任务。

(2) 角色意识与团队合作精神：①能独立思考，有自己对问题的独特见解，认真倾听，尊重他人意见；②担任团队不同角色时，能表现出相应的行为；③能恰当反省自身优势和不足，并能心平气和地接受或回应批评或不同意见；④合作意识与相互促进，为团队共同进步，乐于分享自己的学习经验、心得、资源，或者有需要时帮助其他组员。

(3) 分析推理归纳能力与职业素养：①围绕案例讨论，能提炼出核心问题，有序分清主次，提出关键学习议题，并在讨论出现困难时，进行实质性、建设性的发言；②具有批判性思维，能充分利用已知信息和（或）已有知识做出假设或其他结论，在面对多种假设或其他可能时，能利用待查信息加以确诊或排除；③考虑问题时思维开阔，能对案例中的人物进行换位思考，能考虑到多种可能性，能考虑到社会、家庭和心理等多方面因素；④能简明扼要总结讨论结果或完整总结案例；⑤在团队学习过程中，能够及时意识到出现的问题并提出建设性意见和建议。

(4) 自主学习能力：①资料准备充分且来源可靠；②资料整理良好，有学习痕迹或笔记留存；③学习内化良好，分享时可以脱稿或画图演示；④成果分享汇报时，能恰当、清晰地表达自己的想法，面对其他同学有互动；⑤案例最后一次汇报时，PPT 制作良好，能够展示自己的学习过程和心得。

(5) 表达与沟通的能力：①表达简洁流畅，条理逻辑清晰；②能大胆回应或评论他人发言，而不是小声嘀咕，对其他同学的发言做出有效回应；③具有一定的沟通技巧，在不同的讨论气氛中采用不同的沟通策略；④能够主动地关注和关心其他组员，需要时给予主动帮助等。

2. 小组他评标准　标准与学生自评表一致，口头评价时可以请本组一位同学做出评价即可，一般为组长或记录员。正式评价时，需要小组进行讨论并给予该生整体评价，如果时间紧张，可以在解释评价标准后，请各位同学对小组内的其他同学依次打分，最后汇总取均数计入考核成绩。

3. 教师评价标准

(1) 参与度、自我提升：①守时概念强，无迟到和缺席现象，具有好奇心、对医学探索的求知欲，表现出对本次学习的期待和自我提高的需求；②能够积极参与讨论，按计划、认真完成所有分配任务，并能够在关键时刻引领学习动力，行为表现利于讨论进展。

(2) 角色意识与团队合作精神：①能独立思考，有自己对问题的独特见解，而不是人云亦云，认真倾听，不随意打断他人发言，尊重他人意见；②担任团队不同角色时，能表现出相应的行为（例如，担任组长时，能顺利组织和推动小组讨论；担任记录员时，能认真倾听并如实记录小组讨论意见，并适当促进一致意见的达成；担任小组成员时，能尊重和服从团队意见，坚持自己观点时能提供有力证据）；③能恰当反省自身优势和不足，并能心平气和地接受或回应批评或不同意见；④合作意识与相互促进，明确小组目标并为之服务，在行为上、态度上有团队合作意识的具体表现，为团队共同进步，乐于分享自己学习的经验、心得、资源，或者乐于为其他组员投入时间和精力进行必要的帮助。

(3) 分析推理归纳能力与职业素养：①围绕案例讨论，能提炼出核心问题，有序分清主次，提出关键学习议题，并在讨论出现困难时，进行实质性、建设性的发言；②具有批判性思维，在做出假设或其他结论时，能充分利用已知信息和（或）已有知识加以证明，在面对多种假设或其他可能时，能利用待查信息确诊或排除；③考虑问题时思维开阔，并能对案例中不同身份人物的处境进行换位思考，关注并提出"群体 – 社区 – 制度"及"行为 – 习惯 – 伦理"的相关学习主题或目标（如针对具体症状和检查，能考虑到多种可能性，而不是抓住一种假设或结论不放；能考虑到社会、家庭和心理等多方面因素）；④能简明扼要总结讨论结果或完整总结案例，进一步明确学习目标和方法，并提出建设性的意见和建议；⑤问题发现与改进，在团队学习过程中，及时意识到并提出所存在的问题，或对问题提出建设性意见和建议。

(4) 自主学习能力：①资料准备充分且来源可靠，能针对不同的问题，完成既定学习目标的资料准备，可多渠道获取信息（如教科书、课件／讲义、专题讲座、图书馆、互联网、医学专业数据库、学术论坛、请教教师和学长等），且在分享时能够说出资料的来源和参考出处；②资料整理良好，能对信息进行批判性的选择，并归纳凝练，为小组提供与解决案例问题相关的最新知识，且对资料进行学习和加工，通过归纳总结形成具有逻辑性、条理性的"加工后材料"，如流程图、笔记等（需展示）；③学习内化良好，分享时可以脱稿或画图演示，能够提出学习过程中的经验心得或困惑疑问，从而使分享讨论有进一步的收获；④成果分享汇报时，能恰当、清晰地表达自己的想法，面对其他同学有互动，而不是埋头苦读，能充分利用手头资源（如白板、笔记、草稿等）进行相应说明；⑤案例最后一次汇报时，能有条理地结合案例和学习成果加以分析并展示，包含自己的学习过程和心得，PPT制作良好，不粗枝大叶或笼统介绍，时间控制合理。

(5) 表达与沟通的能力：①表达简洁流畅，条理逻辑清晰，能够让其他组员清晰地理解想要表达的含义，无歧义或其他因理解偏差而造成的无效讨论，对复杂的问题或观点也能够让其他组员清晰地理解表达的层次，体现出良好的思维逻辑性；②能大胆回应或评论他人发言，而不是小声嘀咕，对其他同学的发言做出有效回应，能够有启发或反思效果，并在适当的时机积极补充同学的发言；③具有一定的沟通技巧，能够感受他人的情绪变化，并在行为、语言上做出相应有效的调整，在不同的讨论气氛中采用不同的沟通策略，使团队沟通更为有效和融洽；④主动地关注和关心其他组员，如适时地减少发言并鼓励其他组员表达观点，及时发现组员存在的问题并给予主动帮助等。

（二）导师的有效反馈

反馈是教师通过观察学生的课堂表现，与相关评估标准进行比较，对学生做出中肯的评价，目的在于完善学生的表现。从心理学角度来讲，教师对于学生的关注和期望会促进学生学习的主动性和积极性，最终达到好的成绩，也就是"罗森塔尔"效应。因此，在案例讨论结束后，学生可以通过教师的反馈来准确判别自己在哪些方面做得好，哪些地方还有不足，还可以做得更好。通过这种及时反馈的方式，学习者不但可以了解自己的学习成果，同时这种了解又对学习起到了强化作用，促使其更加努力地学习，从而提高学习效率。

需要注意的是，反馈强调具体和及时。与评价不同，后者关注的是整体表现，以及按提前预设的标准有计划进行，反馈是通过对特定行为的观察而及时进行，目标在于改善行为。PBL 中有效的反馈可采用"提问 – 评价 – 再提问"的模式。

> **提问**：促使学生自我评价
>
> 教师问学生，"你觉得在这次讨论中，你什么做得不错？什么可以做得更好？"衡量学习者的自我认知，有利于学生自我反思。
>
> **评价**：强化和纠正
>
> 教师对学生的具体行为进行评价，"我观察到……""我注意到……"，通过积极关注，进一步沟通情感，让学生更容易接受。尤其要强化表现好的方面，描述要具体，让学生感受到教师在自己身上的重视和关注。同时，对需要改进的方面进行点评，引发学生思考和下次改善的勇气。
>
> **再提问**：帮助建立改善计划
>
> 询问学生对于教师反馈内容的理解，帮助其制订计划并给出合理的建议，形成切实可行的行动方案，帮助学生建立信心。

及时反馈对于学习过程十分重要，绝不可敷衍或者草草了事，如果时间有限，可以压缩讨论的时间，但是教师反馈绝不可省略。此外，教师的反馈一定要有针对性，不可笼统或大而泛地夸奖。这就需要教师在学生讨论的过程中时刻注意学生的表现，记录下具体的行为，其后在反馈中描述出来，否则难以有可信度。还要求教师要注意细节，"屡战屡败"和"屡败屡战"字数一样，意思却是大相径庭。学生的课堂表现中肯定有闪光点，要注意收集。

（三）课程考核方式

与传统教学不同，PBL 课程更偏向于过程性考核，形成性评价。考核方式一般做如下限定：平时成绩占总成绩50%，包括考勤（20%）和平时表现（讨论表现40%与自主学习成果展示40%）；形成性评价成绩占总成绩50%，包括学生自评（20%，三次成绩取平均数）、小组他评（20%，三次成绩取平均数）和教师评价（60%，三次成绩取平均数）。

平时表现的评分每堂课都要求进行，自评、他评、教师评价、正式评价在每个案例彻底结束时进行，即第 3 次或第 4 次课结束时（图 2-6 和图 2-7），每次评分均为百分制。

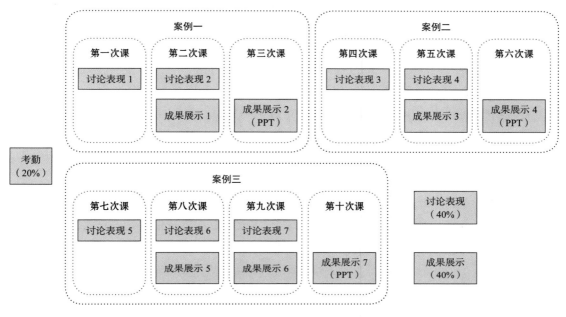

图 2-6　PBL 课程平时成绩（50%）

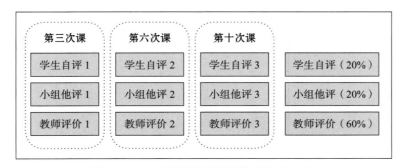

图 2-7　PBL 课程形成性评价成绩（50%）

1. 平时表现的具体评分标准

（1）课堂讨论评分指标（满分 100 分，每条标准 10 分）：①尊重，仔细倾听别人的意见并给予反馈；②对别人正确合理的意见予以支持；③适时地提出自己的观点并设法得到小组成员的支持；④对别人的方案提出富有创造性的改进点；⑤在混乱中试图向正确的方向引导讨论；⑥在必要时妥协以便小组在最终期限前达成结论；⑦具有时间观念；⑧主动分析并用合适的方式表达自己的观点；⑨能照顾到小组成员的情绪，并适时帮助其他组员；⑩能做好自己的角色（组长、记录员、组员），若为记录员，小组讨论内容记录完整、准确，若为组长，能协调控制小组讨论，若为组员，积极参与讨论。

若出现以下任何一项，可酌情扣分：①完全忽略别人的论述或不礼貌打断别人；②言语啰嗦或语言表述过激；③否定一切，太自负或搬出教条的模型以期压服别人；④没有尽职自己的角色。

(2) 单幕案例讨论成果分享环节评分指标（满分 100 分）：①资料准备充分，且有明确可靠来源；②资料整理良好，有学习痕迹或笔记的内容展示，如流程图、笔记等，具体形式不限；③资料内化良好，可以进行脱稿展示，而非照本宣科；④汇报时注重仪表，落落大方，语言简洁；⑤学习成果满足学习主题 / 目标，学习后有进一步的收获。

(3) 案例讨论整体结束后 PPT 展示评分指标（满分 100 分）：① PPT 制作精美、简练，内容符合学习主题 / 目标；②有学习过程和学习收获、心得经验的展示；③汇报时注重仪表，落落大方，语言简洁熟练，基本能脱稿；④汇报简明扼要，重点突出，互动良好；⑤汇报时间控制掌握好。

2. 过程性考核评分标准　如前所述，分别在第三次、第六次和第十次课，案例彻底结束时进行正式自评、他评和教师评价并评分，三次成绩取均数按比例计入总成绩。

第3章 医学人文通识类案例

一、PBL 案例的设计与选取

（一）案例设计的目的

1. 医学专业素养 医学专业素质培养是医学教育中重要的一环，近些年受到越来越多医学院校的重视，但是学者们对于医学专业素养并没有统一的定义，每一种定义与具体医学专业相关，且会受到当地社会文化背景的影响而有所差异。目前较为认可且常被提及的是以下行为。

(1) 能否贯彻"以患者为中心"理念，将患者的利益优先于自己个人的利益。

(2) 严格遵守医学伦理与道德标准。

(3) 具有核心的人文价值观，包括诚实与廉洁、关心与同情、利他行为与同理心、对其他人的尊重及可信赖。

(4) 能够履行自己的责任与义务，与同事们互相配合完成工作。

(5) 有持续追求卓越的想法。

(6) 具有终身学习的理念，有追求学术及更进步的想法。

(7) 能认知未来需处理高度错综复杂的事情与不确知的事情。

(8) 有信心反思自己的行动与决定。

2. 案例设计的初衷 医学专业素养的教育目的在于培养医学专业毕业生具备好医生的特质，且随着医学教育持续改革的不断发展，除注重专业能力外，更强调人文关怀和具备预防保健的社会使命。因而 PBL 教学案例既要贴近真实患者的生活故事，又要涵盖临床工作实践。以人文通史类 PBL 案例为例，教学不仅要教导学生理解基础科学观念，同时也要培养学生关怀社会与建立伦理观念。课程安排要首先让学生明白社会与医疗问题，进而培养学生自我寻求解决问题的方法，提升学生对社会、医学议题的关注与敏感度。

因医学专业及医学教育的特殊性，培养医学生专业素养的有效方法需要根据学生的年级和具体情境做出调整。PBL 是一种能够将学到的知识内容灵活运用并与生活结合的学习理念，为了达成学生的自主学习，案例的撰写应符合学生的兴趣及课程学习进度，才能引发学生对学习的信心。学生的未来工作在临床，案例应以日常所见与生活息息相关的议题来触发医学基础与临床的相关性。医学以人文为本，案例编写既要人性化、生活化又要具有真实性。对于刚接触医学的一年级学生而言，可以探讨生命科学以外的复杂人际、社会、信念及文化各种属性与感性为着力点。此时最佳题材就是对于健康理念的感受、健康检查的认识或相关医疗经验。重点在于让学生从日常生活与经验中真正去面对问题的同时，发现既有知识的不足（专业伦理）与潜藏的议题（价值观与行为模式）。

目前大的卫生保健环境可概括为"以个人为基础、以家庭为中心、以社区为范畴"的医疗照护与预防保健服务。医学人文类案例让学生体会作为医生应有的同理心、关怀和与患者沟通的能力。让学生去开始理解社会与医疗的问题，进而培养自我寻求解决问题的方法，提升个人对社会议题的关注与敏感度。此类案例内容不能像专业课程那样能切割出明确的层面，多是借由案例引发学生多层次的思考。

（二）案例的编写原则

案例就是所谓的"问题"。撰写案例之前，通常要先确立 PBL 课程的学习目标，了解它要涵盖多大的层面，然后再搜寻合适案例，撰写成为合用的教材。撰写时，要针对学生的学习进度，并切合原始的教学目标，枝节的问题尽量不要凸显，以免学生无法取舍，把学习的层面推得太广、太深。另外，也需要明确编写教师指引，让各个小组都能达到一定的学习内涵。其要旨即由课程的学习目标出发，能涵盖横向学科间及纵向（基础与应用）间的整合思考。

1. PBL 案例的要素

(1) PBL 是生命科学、行为伦理与群体社会三方面的结合：生命科学（life science）、行为伦理（behavior）和群体社会（population）是所有 PBL 案例里均要涉及的部分。生命科学类似传统教科书所讲授的与生命相关的知识，是医学生首要关注的内容；行为伦理则指个人的信仰、态度、文化传统与伦理道德所衍生出来的行为主题；而群体社会，则是指家庭、社区、群体与制度（如律法、规章）等内容。一篇合格的 PBL 案例，以上三者缺一不可。要明白，PBL 案例并非要教授尖端知识，而是博学和多元化。

(2) PBL 案例的特点：案例是 PBL 教学的基础，好的案例可达到事半功倍的教学效果。在医学教育中的 PBL 案例，因为要贴近临床实践，可以由临床医疗中的实际病例转译而来，也可以为了模拟某些特定临床问题而设定学习基础医学的情境。不过要注意，PBL 案例绝非临床病例，PBL 讨论也绝非临床病例讨论。由病例演变而来的案例比较适用于接近临床实习的医学生（四、五年级）或医务工作者（医生、护士、药师等）的训练，以解决问题为前提；而基础医学的案例具有教育的灵活性，适合基础医学阶段的学生进行问题的发掘、了解及深入思考。案例呈现的形式也可以多种多样，如病程故事、数据或影像，也可以是视频、多媒体、标准化患者（standardized patients，SP）或是真正的患者。但整体而言，还是以较经济且广度与灵活度兼具的纸质版模拟情境故事为主。

(3) 好的 PBL 案例应具有以下特点。

① 符合并支持课程的目标：案例中所涉及的人物、疾病、描述出的情境、探讨的关键问题、提出的假设及引发的学习主题，都应能完成该课程所要求达成的学习目标。注意不只是知识层面，还包括综合能力的培养。

② 整合知识、技能和职业素养：案例要整合关键问题的群体、行为、基础医学及临床医学等知识与技能，而不是仅强调解决临床问题或仅以获得最后的诊断或治疗为目标。

对于低年级学生，可强调案例的人文通识及基础医学知识（如结构、功能和病理特征）；对于高年级学生，可强调临床知识与实践技能；对于其他医学专业学生，则可强调群体医学和行为科学理论。

③ 符合医学与医疗实践逻辑：案例故事虽是杜撰的，但仍旧是在临床实践的情境中，无论是病史、检查项目、病程变化还是诊治结果，都应满足医学逻辑，类似于病情突然痊愈或者毫无征兆的恶化乃至死亡等情节，不应出现。

④ 符合时代背景与医疗法规：案例故事内容的选择要符合时代性和社会性，顾及常见性、重要性、合理性与可能性。例如，由于儿童计划性免疫接种政策的普及，国内基本已经绝迹的小儿麻痹症，不宜再作为案例故事的主题；而发病日益增多的肿瘤和抑郁症，是不错的选题。

⑤ 诱发学生好奇心，促使自主学习：案例中除设置应有的关键问题以达成该课程的学习目标外，情节方面也应具有趣味性、挑战性，令学生很想深入研究、多方面思考与查证。在故事情节、描述等方面可留下伏笔或者增加悬念，从而诱发学生的好奇心。此外，案例中也可放置一些照片或影像数据，如此更可吸引同学的注意与兴趣。不过，需要注意的是，影像学资料直接表明数据结果，而不是让学生将如何阅片、如何检查作为主要的学习主题。

⑥ 满足整合课程的规划：案例最好的实施方式是依据不同年级课程的目标和内容，依次进行，并在案例间或案例群模块中做整合规划。实践经验提示，PBL 学习的成效与案例数目有关。若以 PBL 为课程学习的主要驱动力，可能需要 60~90 个案例，而且需要整合规划，依据教学的不同进展阶段选择合适的案例。若 PBL 仅仅是在课程学习中穿插点缀，帮助学生练习应用已在课堂学习中学到的知识，10 个左右案例即可。

⑦ 案例需要配合适当的教师指导使用：PBL 小组讨论一般不超过 10 人，需要很多受过 PBL 培训的小组导师。教师们均来自不同的专业，对 PBL 的学习理念也有不同程度的经验与理解。因而，需要提前编写合适的教师指导来使教学规范化。毕竟每个案例都有其独特之处，所以指导绝不可流于"一刀切"的形式化，也不能以向学生补充带教老师在其专业上知识层面上的不足为目的。

2. PBL 案例的动机与目的 医学领域中的 PBL 教学，无论是基础医学还是临床医学，都是在医学的情境下。在实际临床工作中，医疗人员必须撰写与患者互动的情境，那其实就是一种个案的描述，专业上将之称为"病历"。病历是记录与储存医疗照顾专业人员对患者健康照顾的资讯，也是医疗行为中相当重要的文件。病历不仅涵盖了患者的私人及家庭资料，并且记录了患者健康照顾的过程中所发生的事件内容、时间、地点、原因及处置方式，对患者的处置方式包括场所、诊断、检查、治疗、后续护理与保险付费等；此外，还可能包含了各种不同时段的体格检查表、检验报告、证明书、同意书及授权书等。因此，患者的病历带有高度的隐私性，受法律保护，不得随意公开。不过，在医院的临床教学常会有晨会病例报告，或特别的病例分析教学法，此时它就被当作案例进行教学。

然而，用这样的方法对医学生是极为不妥的，有的院校直接拿临床病历过来，或者将临床案例稍加修改就应用于 PBL 教学，这就违背了 PBL 的理念，是缺乏专业培训的结果。医学的 PBL 案例是一种对情境故事有目的的展现，而在教育中的案例，则是为了教育。PBL 案例是以 PBL 的精神来展现故事情境，去探索、最终达到学生学习的目标。教育与学习的目标应当有高度的灵活性与目的性。不像病历中真人真事的情境是不可变，也是不可逆的，仅是种记录，并没有教育的动机与目的。PBL 案例是模仿真实的情境故事（虽属虚构，却合理似真），可加、可减、可删、可换。因而它相当灵活，可以被设计与润饰，能够达到病历的僵硬情境所无法达到的明确的教育目的。PBL 案例的最初宗旨是将临床模拟情境置入基础医学的学习，使得原本枯燥的基础医学有生命趣味性与专业相关性（以探讨生命科学问题为目的）。

一定注意，PBL 案例并不是用来学习临床医疗技巧（以解决临床医疗问题为目的）的。目前有些医学院校本末倒置，把 PBL 当成临床病例分析教学，让学生失去了探讨基础医学的机会与能力。因此，有效的 PBL 案例是由基础与临床专业老师团队合作撰写的，而且应经过 PBL 专家的审核。

3. PBL 案例的格式　借鉴我国台湾"中国医药大学"和汕头大学医学院的分享，PBL 案例（教师版）格式如下。

问题导向式教学法

Problem-Based Learning（PBL）

（教师版）

案例题目

课程名称：×××类 PBL 教学案例

案例主题：×××

使用年级：×年级

撰写者：×××

审查者：×××

一、案例设计缘由与目的

（一）涵盖的课程概念

简述案例所属的课程整合模块内容。

（二）涵盖的学科内容

解剖层面　案例内容涉及的器官包括哪些结构？形态、位置和功能是什么？

组织层面　案例内容涉及的组织微观结构是什么？

生理层面　案例内容涉及的器官和系统有何生理功能？

病理层面　病理变化如何发生？疾病发生的机制如何？

临床层面　×××疾病的临床表现是什么？如何进行辅助检查、诊断及鉴别诊断、初步治疗？

药理层面 治疗的药理机制是什么？

照顾层面 如何对患者做好照护？

行为层面 疾病如何发生，影响因素有哪些？哪些行为与此有关？

社会层面 相关健康宣教、社会制度、卫生法规等。

（三）案例摘要

简述案例，可以对情境故事一目了然。

（四）案例关键词

案例中突显的关键词，并非学习目标，只是为了方便检索。

二、整体案例教学目标

（一）学生应具备的背景知识

学生需要具备基础医学中相关的组织结构、解剖结构、生理功能及病理方面的知识，越具体越佳，常见的错误是将"背景知识"与"标靶知识"混淆在一起。

（二）学习议题或目标

说明在此案例中学生必须讨论的重点，并以重要的概念为依据及整体大方向为原则，让学生自己设计要得到共识的学习目标。学习重点经过讨论整理成为有结构性的学习目标。切记学习目标是由学生制订的，而不是由老师指定的。可从以下这三个层面总结。

1. 群体 – 社区 – 制度（population，P） 家庭、社区、群体与制度（如律法、规章等）内容。

2. 行为 – 习惯 – 伦理（behavior，B） 个人的信仰、态度、文化传统与伦理道德所衍生出来的行为主题。

3. 生命 – 自然 – 科学（life science，L） 传统教育中，医学与生命相关的知识包括疾病发生、发展、产生机制、结果等。

三、整体案例的教师指引

案例教学中需要注意的地方，让教师能迅速掌握此案例中应向学生澄清的相关概念及引导学生的思维方向。千万不要提供一堆专业知识的讲义，以免误导教师用讲义去教学的行为。

第一 / 二 / 三幕

本幕次关键词

学习重点 / 目标

提示问题

给几个关键性的简要样本问题，尽量是以开放式（open-ended）的方式提问，提供导师引导方向并促使学生思考讨论。这些问题必须在情境中明确述及或有清楚的暗喻。主要的目的是刺激学生发言并维持团队讨论的动力。

可能的学习主题 / 议题（包括但不限于）
注意事项与参考资料

相对应的 PBL 案例（学生版）格式如下。

问题导向式教学法

Problem-Based Learning（PBL）

（学生版）

案例题目

课程名称：×××类 PBL 教学案例

使用年级：×年级

撰写者：×××

审查者：×××

第一 / 二 / 三幕（内容和"教师版"一致）

课堂讨论的记录表

如下所示，讨论的过程包括提取"已知信息"，根据掌握的信息提出"关键问题 / 假设"，提出"需要进一步了解的信息"，凝练"学习主题"。

导师姓名：_____　　案例：_____　　第 _____ 幕

记录员：_____　　日期：_____

已知信息	关键问题 / 假设	需要进一步了解的信息	学习主题

二、案例 1：截然不同的结果

从历史上看，医学是一门艺术，与人文密不可分。西方医学之父希波克拉底不仅把医学从巫术和宗教引向了科学，还为世人留下了一笔丰厚的人文医学遗产，即充满人文精神的、著名的希波克拉底誓言。即昭告世人的名言。然而到了 18—19 世纪，特别是文艺复兴后，科学领域飞速发展，医学过度科学化而导致人文被忽略。当今新的医科环境下，又因医疗、社会的急剧变迁，医患间的关系也变得更加复杂。因此，为了重建医学的价值并找回医疗服务的初衷，应在医学教育中培养学生兼具理性与感性的价值判断与人文情怀，以期能提高学生医学素质，改善社会对医疗的信任，实践医学伦理。

问题导向式教学法
Problem-Based Learning（PBL）
（教师版）
截然不同的结果
课程名称：医学人文通识类 PBL 教学案例
案例主题：健康检查、癌症
使用年级：一年级
撰写者：赵　霖
审查者：海向军

一、案例设计缘由与目的

（一）涵盖的课程概念

"截然不同的结果"是医学人文类模块通识案例，以兄弟两人均做健康检查，结果却截然不同的故事为背景。哥哥健康检查未能检出肝癌，发病后迅速离世，而弟弟却幸运地在健康检查中发现肺癌，经治疗好转。同样都是健康检查，结果却完全相反，哥哥的不幸和弟弟的幸运均是健康检查所给予的。此案例中的落差可引发学生对于健康检查的思考，产生"健康检查是否有必要？""自费项目是否有必要？""检查结果正常是否代表机体正常？"等议题，从而引发对于预防性医疗观念的思索。对于一年级刚刚开始学习医学理论的学生而言，所掌握的医学基础知识不多，仅有解剖和组织学层面知识，对疾病和机体变化的感受不深刻。同时，癌症的发病率逐年上升，患癌、人们对于健康的重视、健康检查的普及、五花八门的健康检查机构和健康检查项目等已成为一种较常见的社会现象。这种社会性主题更加适合本阶段的学生，特别是经历新型冠状病毒病后，更能体会到每个人是自己健康的第一责任人的理念，为"预防医学"课程的开设和理解打下基础。

（二）涵盖的学科内容

解剖层面：肝脏、肺脏、心脏的解剖位置和结构。

组织层面：肝细胞、肺细胞的正常形态。

病生层面：癌症的发生、发展对机体的影响。

病理层面：肝癌、肺癌的细胞变化与大体变化。

临床层面：恶性肿瘤的潜伏期、临床表现、诊断、进展和结局。

照顾层面：肿瘤的预防，肿瘤患者的治疗。

行为层面：健康检查是为自己负责，但存在一些错误理念。

社会层面：恶行肿瘤的发病率逐年上升，健康检查的普及。

（三）案例摘要

本教案借由两个有落差的健康检查的案例，引起身为医学专业的学生对健康检查的关注及进一步引导去认识其相关内容。因为哥哥和自己健康检查的不同结果，而使得案例主角李安想要进一步认识健康检查内容和相关的议题。李安在探寻健康检查过程中厘清了以前的错误观念。最后借由老板的健康检查经验更加了解现代健康检查的各个方面，引起潜藏议题"预防医学和健康照护"概念的讨论。

（四）案例关键词

健康检查、肝癌检查、肝功能检查、肺部肿瘤、计算机断层扫描（CT）、胸部X线检查、正电子发射计算机断层扫描（PET-CT）、磁共振（MRI）、癌症的筛查、预防医学

二、整体案例教学目标

借由对健康检查的关注及认知，使医学生更加了解将来在临床和社会上的使命，让刚接触医学课程的学生提早知道相关专业课程在学习期间要进行适当弥补或日后专业应弥补之处。进一步让医学生了解提供以个人为基础、以家庭为中心、以社区为范畴的医疗照护及预防保健服务的重要性。

（一）学生应具备的背景知识

健康检查的经验，肝脏、肺、心脏的解剖位置，肝癌、肺癌的后果。

（二）学习议题或目标

1. 群体 – 社区 – 制度（population，P）

(1) 恶性肿瘤的发病率与病死率。

(2) 身体健康检查是否必要？

2. 行为 – 习惯 – 伦理（behavior，B）

(1) 不良生活习惯、社会、心理因素与癌症发病的相关性。

(2) 健康检查结果的医患沟通。

3. 生命 – 自然 – 科学（life science，L）

(1) 健康检查的真正含义、误区和意义。

(2) 预防医学的内容和含义。

三、整体案例的教师指引

1. 本案例内容涵盖的知识比较多，让学生对患者的日常行为进行梳理和思考，引导学生认识可能导致疾病的行为、相应的健康生活方式。

2. 学生可能会对"肝功能检查"的具体内容感兴趣，在第一幕可以适当讨论，但不应作为学习重点，尤其是检查的各项正常值，未来的学习过程中会学习到，不宜花太多的时间于此议题。学生也可能对"饮酒与肝癌的发病"及"吸烟与肺癌的关系"这两个主题感兴趣，但不应作为学习重点，不宜花太多的时间于此议题。

3. 导师要注意提醒学生第二幕的自主学习会涉及很多网络上的数据，查到数据要告知出处，以达到学习循证医学的目的。

4. 引导学生思考健康检查的真正含义、存在的误区、必要性和意义，引发学生思考预防医学理念的内涵和对恶性肿瘤预防的重视。

5. 提醒学生对医学行为、道德与职业素养、人文关怀等方面的思考。

第一幕

50多岁的李先生是一家中外合资大公司的高级主管。已婚，育有2个孩子，妻子从生育后就不再工作，全力照顾家庭。目前房子、车子都有，日子过得还算不错。李先生大学毕业后入职，从基层员工干起，一步步升到现在这个岗位，他觉得自己很不容易。虽然现在家庭、事业都发展不错，就是有时感到有些劳累。他平常事业繁忙、一直奔波，不吸烟，偶尔应酬会喝一点酒，除身材略显发福外，倒不觉得身体有何异状。年前他参加公司安排的身体健康检查，得到的结果也是一切正常。5个月之后，他因突然腹痛在公司昏倒，紧急送医经检查后，才发现自己是肝癌晚期。虽经过手术、放化疗等治疗，2个月后，正值壮年的他去世了。

遭打击的家人伤痛不已，忍不住频频埋怨："怎么才半年时间，一个人说没就没了？身体健康半年就会有这么大的变化？当初不也做了多项肝功能检查，为什么没有发现异状？"李先生的妻子接受不了这个结局，对当初的健康检查结果产生怀疑。同样对结果怀疑的还有李先生的弟弟李安，他和哥哥在一家公司里，只不过职位没有哥哥高，只是个部门经理。

帮忙处理完哥哥丧事的李安刚回到公司，就接到通知，要求45岁以上员工进行部分自费健康检查，作为每年的考核业绩依据。李安抱怨着说："才刚说健康检查没用，就来这事。我平时健康状况良好，虽然吸烟，但是每年的免费胸部X线检查都没问题，公司的规定真是找我们麻烦。"同事却劝他："虽然有点麻烦，但毕竟是为了自己的健康。你哥哥的事大家都很惋惜，多检查一下总没坏处。"李安心中虽有些排斥，又很困惑，但是为了考核业绩，还是去做了公司规定的健康检查。

李安到医院接受健康检查并自费加做胸部计算机断层扫描检查，竟然检出直径为3.0厘米的肺部肿瘤。这颗肿瘤恰恰位于心脏后方，以至每年的X线检查完全无法检查出来。李安知道后吓出一身冷汗，直呼好悬，并庆幸自己参加了这次的公司健康检查，在医生建议下进一步检查和治疗后，才没让病情耽误。2个月后，李安的身体彻底好转。

关键词

身体健康检查、肝癌、肝功能检查、肺部肿瘤、计算机断层扫描检查、胸部X线检查

学习重点

1. 什么是"身体健康检查"？健康检查的意义和目的是什么？

2. 健康检查的种类。

3. 健康的定义。

4. 免费和自费健康检查项目。

5. 一般健康检查包括哪些基本项目？

提示问题

1. 现在很多单位，不论私企还是国企，都会将年度健康检查作为员工福利，同学们是否都了解一般要做什么检查项目？

2. 大家都知道健康很重要，身体达到何种状况才是真正的健康？

3. 健康检查的免费和自费项目有什么不同？有条件限制么？

4. 看看李先生和弟弟李安的不同结局，大家觉得健康检查有用吗？有必要吗？能否保障个人健康？

5. 为什么肝功能检查不能诊断出肝癌，而 CT 可以检查出肺部肿瘤？

可能的学习主题 / 议题（包括但不限于）：见表 3–1。

表 3–1　"截然不同的结果"第一幕讨论记录

已知信息	关键问题 / 假设	需要进一步了解的信息	学习主题
● 李先生 50 岁，已婚已育 ● 忙碌，偶尔劳累 ● 不吸烟，偶尔饮酒 ● 肝功能检查正常 ● 身体无不适感觉 ● 突然腹部疼痛、晕倒 ● 诊断肝癌晚期 ● 2 个月后离世 ● 弟弟李安 45 岁，已婚 ● 工作没有哥哥忙 ● 怀疑健康检查的可信度 ● 吸烟 ● 免费胸部 X 线检查正常，身体无不适感觉 ● 自费胸部 CT 发现肺部 3.0 厘米肿瘤 ● 治疗 2 个月后好转	1. 肝功能检查诊断不出肝癌吗 2. 肝癌进展很快，直到晚期都没有临床表现 3. 健康检查没有癌症相关检查吗 4. 喝酒、劳累与肝癌发病有关系吗 5. 胸部 X 线检查免费，为什么没查出来？这与自费的 CT 有啥区别 6. 肺癌的进展不迅速吗？3.0 厘米的肿瘤算晚期吗 7. 吸烟与肺部肿瘤发病有关系吗 8. 健康检查到底有没有必要	1. 肝癌的诊断需要什么 2. 健康检查的项目和种类包括什么 3. 健康检查中是否包含癌症相关检查 4. 肝癌的发病原因包括心理、社会因素吗 5. 免费与自费健康检查的区别 6. 肺癌的发病过程和结果是什么 7. 肺癌的发病原因有哪些 8. 健康检查的目的和意义究竟是什么	1. 肝癌的临床表现和结局 2. 健康检查的种类 3. 癌症相关检查的种类和内容 4. 健康的具体含义 5. 社会 – 心理因素对癌症发病的影响 6. 胸部 X 线和胸部 CT 的区别 7. 肺癌的病因、进展和结果 8. 健康检查的目的和意义

参考资料（编者注）

1.传统观念上认为"身体没有疾病就算健康"，1984年，世界卫生组织（WHO）为"健康"提出了一个定义，就是"健康，不仅仅是没有疾病和身体的虚弱现象，而是一种在身体上、心理上和社会上的完满状态。"随后健康的内涵在不断发展，1990年，WHO对"健康"的定义补充为"健康是在身体健康、心理健康、社会适应良好和道德健康四个方面皆健全"。

2.健康检查的目的在于初步筛查疾病，对外表健康、无明显症状的人群施予检查，以便早期发现可能发生的某种疾病的高危风险个案，再做进一步检查，以便开展正确诊断和进一步治疗。

3.一般健康检查的项目包括普通的血液生化检查、心电图、B超、X线检查、体格检查等，不包括CT和MRI检查，也不包括癌症相关检查。这些项目因为价格昂贵，属于自费项目。

4.肝癌的发病率与病死率均较高，且疾病进展迅速。很多出现临床症状（包括实验室检查）的肝癌患者已到中晚期，确诊癌症后平均生存率低。根据世界卫生组织的统计，在恶性肿瘤中，肝癌的病死率多年来位居前五位，严重威胁人民大众的健康。

5.肺癌的发病率也一直居高不下，有报道显示，2006年前肺癌的发病率及病死率一直位于肝癌之下，近些年已经超过肝癌。肺癌的发生发展也较迅速。

6.已经有多篇研究报道，社会–心理因素与癌症的发生具有相关性，不良生活方式、心理压力、应激性事件等都是癌症的发病因素。

7.世界卫生组织官网（中文版）：https://www.who.int/zh/。

第二幕

"为什么哥哥的肝功能检查结果都是正常的，却得了肝癌无法测知，而我的肺部肿瘤躲在心脏后方，却可以检出？是检查哥哥的医师不够专业，还是我比较幸运呢？"李安因此觉得必须对健康检查要多了解一些，于是在住院治疗期间，用平板电脑上网搜索"健康检查"相关信息。然而，他搜索后才发现网络上健康检查数据和检查项目琳琅满目，十分混乱，而且自相矛盾。例如，其中有些健康检查单位说国人十大死因的癌症、心血管疾病等，都是慢性疾病，都可以借由健康检查来预知，但又有的说，健康检查中，常做的X线检查、血液检验及心电图检查三项都无法筛检出常见有潜伏期的癌症。另外，以前都认为健康检查就是要到大型医院，查询之后才知道有很多中小型医院的健康检查中心也有很先进的健康检查设备。

李安在搜索数据过程中查到了相当多的科普资源，其中10种常见"全身健康检查"错误观念澄清了一些似是而非的观念，让他想进一步去了解什么是"健康检查"真正的含义。

当李安很投入地搜索更多资料并和妻子讨论时，公司老板来探病，告诉李安，他之前也曾自费十几万做了整套健康检查，包括正电子发射计算机断层扫描、磁共振和各种癌症的筛检等，而且检查结果是经由医师一对一地解说。医师还温和地告知他，所谓正常数值、不正常数值代表的意义是发病的可能性高低，而不是绝对的指标，一切正常并不是就可以永远放心。例如，像肝癌这样的恶性肿瘤，等出现症状时已经是中晚期了，早期的实验室检查也不一定能诊断出来。检查之后还有专业健康管理师在预防医学的观念下，教导如何借由饮食、运动习惯的倡导，来预防疾病的产生。每个人都应该是自己身体健康的第一责任人，一定要树立"预防为主"的医疗理念，对自己负责，就是对家人、社会负责。

关键词

癌症的潜伏期、关于健康检查的错误观念、互联网上关于健康检查的含义和误区、正电子发射计算机断层扫描、磁共振、癌症的筛查、预防医学

学习重点

1. 健康检查的正确含义，常见的错误观念和如何挑选合适的健康检查方法。

2. 正电子发射计算机断层扫描、磁共振在何种情况下用于健康检查？

3. 健康检查专业医师需要有哪方面的能力？

4. 了解预防医学中"预防为主"的理念。

5. 癌症筛查的种类和内容。

6. 各项检查中不正常数值和诊断疾病的关系。

提示问题

1. 大家怎么理解健康检查的？是唬人的噱头还是真的有帮助？

2. 为什么有的时候健康检查能提示患病，有的时候却不行？

3. 如何应用网络上琳琅满目的健康检查数据和检查项目？

4. 健康检查专业医师如何向一般民众解说专业医学知识，且不用专业医疗语言？

5. 如果你是一名健康检查医生，你如何向健康检查者解释不正常的数值？

6. 要如何注意预防疾病的日常饮食或运动习惯？

7. 癌症的种类有那么多，如何进行筛查？

可能的学习主题 / 议题（包括但不限于）：见表 3–2。

表 3-2　"截然不同的结果"第二幕讨论记录

已知信息	关键问题/假设	需要进一步了解的信息	学习主题
• 李先生的健康检查没有诊断出肝癌，而其弟李安的肺癌却检查出来；网络上健康检查数据和检查项目琳琅满目，十分混乱 • 健康检查存在错误观念 • 自费健康检查包含PET-CT、MRI 等 • 检查结果正常、不正常代表的意义是发病的可能性高低，而不是绝对的指标 • 肝癌早期检查不出来 • 预防医学理念 • 健康检查医生对被检查者进行解释，态度温和、细致	1. 癌症都有潜伏期吗 2. 网络上不同机构的健康检查项目为何不同 3. 健康检查存在着错误观念，如什么 4. 自费检查项目费用昂贵，有没有必要 5. 检查结果不正常与发病直接相关吗 6. 预防为主的理念具体指什么 7. 如果肝功能检查异常，能否诊断肝癌 8. 健康检查医生的解释方式是否与临床医生不同	1. 健康检查中有没有癌症的诊断项目 2. 网上不同的健康检查项目的区别是什么 3. 健康检查存在哪些错误观念 4. PET-CT 和 MRI 检查什么，在普通健康检查中有没有必要 5. 检查结果正常和不正常说明什么 6. 预防医学理念仅仅是"预防为主"的理念吗 7. 有没有肝功能检查异常确诊肝癌的病例 8. 健康检查医生与检查者的沟通方式	1. 健康检查中的癌症相关检查 2. 不同健康检查项目的区别，如何选择合适自己的健康检查 3. 健康检查的错误观念 4. PET-CT 和 MRI 在何种情况下用于健康检查 5. 检查结果正常和不正常说明什么？如何解释不正常的结果 6. 预防医学的理念 7. 肝癌患者一定会出现肝功能异常吗 8. 健康检查医生与检查者的沟通方式

参考资料（编者注）

1. 面对种类繁多、琳琅满目的健康检查项目，依照个人的健康状况、病史、家族史及经济状况选择适合自己的项目。

2. 10 种常见"全身健康检查"错误的观念，网上有相当多的科普资源，请注意鉴别。

3. 预防医学强调"早期发现、早期治疗"，主要是运用合适的医疗资源来避免疾病发生，而非消极等待疾病或症状产生。落实预防医学，注意日常防护，维持器官功能，增强身体自愈能力，并追求生理及心理的均衡。

4. 健康照护理念：以个人为基础、以家庭为中心、以社区为范畴的医疗照护及预防保健服务。

5. 健康检查中常见的癌症检查项目（免费或自费，依据不同的检查费用）如下。

(1) 宫颈癌：子宫颈涂片检查或液基薄层细胞学检查（TCT）、HPV 检查。

(2) 乳腺癌：乳房钼靶检查，40 岁以上。

(3) 器官肿瘤：X 线、B 超、CT、PET-CT、MRI、肿瘤标志物检查等。

(4) 血液系统肿瘤：实验室检查等。

(5) 肿瘤诊断：病理组织学检查（一般筛查后明确诊断采用）。

三、案例 2：究竟是谁的错

问题导向式教学法
Problem-Based Learning（PBL）
（教师版）
究竟是谁的错

课程名称：医学人文通识类 PBL 教学案例
案例主题：医疗纠纷、医患沟通
使用年级：二年级
撰写者：赵　霏
审查者：海向军

一、案例设计缘由与目的

（一）涵盖的课程概念

"究竟是谁的错"案例通过 8 岁女童就诊后死亡的案例向学生提出反思，涉及消化系统的解剖知识、急救护理和医患沟通的内容，学生通过模拟情境，深入思考：夜间医院中医生和护士的护理工作如何开展？对于暂时病情平稳、需要观察的患者如何照护？是否需要特殊关注？让学生直观感受临床工作中的难点和患者病情的进展性和复杂性，培养"时刻以患者为主"的医者精神。

（二）涵盖的学科内容

解剖层面　消化系统的位置和结构、心脏的位置。

组织层面　心肌细胞的形态和结构。

生理层面　心脏的功能、血管中血流的方向。

病理层面　病毒侵犯时心肌细胞结构和功能的改变。

临床层面　急性胃肠炎和急性病毒性心肌炎的原因、发生机制、诊断和治疗。

照顾层面　对儿童住院患者的照护。

行为层面　夜间值班医生和护士的责任。

社会层面　医院值班制度、医患沟通和医患纠纷。

（三）案例摘要

8 岁女童孜孜因腹痛、腹泻、呼吸困难来院就诊，医生查完血常规后诊断"急性胃肠炎"，要求住院观察。凌晨 4 点，孜孜突然病情恶化，抢救无效离世。家长投诉医院不负责任，夜间没有值班医生，耽误救治。经医疗事故委员会调查，女童死于"急性心肌炎"，认定医院存在过错，责令改正。

（四）案例关键词

急性胃肠炎、病毒性心肌炎、猝死、医疗纠纷、医疗事故委员会

二、整体案例教学目标

（一）学生应具备的背景知识

本案例为人文通识类案例，学生具有解剖学、组织学、生理学、病理学等相关知识。

（二）学习议题或目标

1. 群体 – 社区 – 制度（population，P）

(1) 医院急诊制度，夜间值班制度。

(2) 医疗纠纷的处理。

2. 行为 – 习惯 – 伦理（behavior，B） 医院中对儿童患者的照护。

3. 生命 – 自然 – 科学（life-science，L）

(1) 急性胃肠炎的发病原因、机制、诊断和治疗。

(2) 病毒性心肌炎的发病原因、机制、诊断和治疗。

(3) 呼吸困难、昏迷、猝死的原因。

(4) 病毒感染对机体的影响和后果。

三、整体案例的教师指引

这个案例是让已有基础医学知识、初入临床学习的学生进行临床推理。这是急诊住院的情境，患者的病情在几小时内会有很大的变化。时间短促，人手不足，没有得到医学检验结果的时候，医护人员必须要依赖精细的观察与当机立断的决策来判断病情。病情转变的时间与医疗制度的严谨往往会决定医疗的成效。鼓励学生用基础医学知识做临床推理。

要学生注意医疗的思维一定要考虑患者年龄的影响。在一般情况下，儿童胃肠炎会引致死亡吗？在什么情况下，胃肠炎可能会致命？请学生做一些思考及查阅，本地区不同的医院在医护人员及患者（病床）数目之间的比例是否有法定的要求。当然，并不是所有的医院都会遵守伦理与法律，所以会受到患者投诉。鼓励学生思考，如果案例中的医院在夜间真的没有值班的护士或医生，可能的原因是什么呢？可以用"实证"的方式讨论它们的合理性及合法性。

第一幕

孜孜今年8岁，是家中的独生女，一直很受父母和爷爷奶奶的宠爱。某日吃过晚饭后没一会，孜孜就喊肚子痛，跑了几趟厕所后终于舒服点了，但没过多久说自己憋气得很，喘不上来气。家人看她脸色苍白，大汗淋漓，张着嘴巴大口呼吸，赶紧送到当地医院就诊，医师初步诊断为急性胃肠炎，建议孩子住院，以便观察治疗。谁料第二天凌晨孜孜病情突然恶化。

据孩子父亲回忆，凌晨 4 点多，女儿病情恶化，突然见呼吸困难、四肢冰冷，他们按急诊铃，却只有一位护士前来回应。护士表示医师晚上回去睡觉，天亮查房才会来。家属一再反映孩子状况不对，才给提供氧气。直到凌晨 6 点左右，孩子陷入昏迷，才有急诊医师到病房急救，但为时已晚，孩子抢救无效死亡。家属指控医生误诊，护士延误治疗，已经向医院提起诉讼。

孜孜妈妈泪流满面地哭诉："我一直叫护士，护士为什么不理睬我，不帮我的孩子？一个医院这么大，半个医生都找不到吗？空等了一两个小时，小孩子能撑得住吗？"孜孜妈妈回想起女儿的痛苦就伤心不已，她急得一心只想找医生，没想到从凌晨 4 点多等到 6 点多，2 个多小时，最后等到的却是孩子猝死在医院里。孜孜妈妈又说："那时候我的孩子已经昏迷过去，也快没心跳了，她（护士）才赶紧去通知医生过来抢救。人都快死了才肯采取行动吗？这是哪门子的医院？"

据孜孜妈妈回忆，医生初步诊断是急性胃肠炎，要女儿立即住院观察，做了血常规检查。2 小时后，医生说血液检查没有问题，无大碍，继续观察即可。然而，翌日凌晨 4 点多，她发现女儿突然呼吸困难，喘不过气，她至少按了 3 次床边急救铃，却都没有医生到场。等到孩子昏迷了，才有急诊室人员出现帮忙急救。之后 1 小时主治医生也到了，但到场后不久，孩子的瞳孔已放大，宣告不治。孜孜奶奶痛心地呢喃着："没医生，一间这么大的医院，居然说没有医生！"

到场医生认为孩子可能罹患急性病毒性心肌炎，但医院强调，凌晨 5 点 55 分才通过护士接到家属通知，6 点 20 分院方派急诊室医生到场协助插管、打强心针及电击，并进行 CPR，但已回天乏术。6 点 49 分主治医生也赶到了，他怒不可遏地向护士吼道："你为什么不叫我？你为什么不赶快叫我？"值班护士一脸惊吓，泪流满面，不敢回应。

关键词

急性胃肠炎、昏迷、猝死、病毒性心肌炎、强心针、电击、CPR

学习重点

1. 什么是急性胃肠炎？8 岁儿童晚间发生急性胃肠炎的可能原因是什么？

2. 住院后到凌晨 4 点孜孜病情恶化，突然呼吸困难、四肢冰冷，这意味着什么？

3. 患者呼吸困难、喘不过气来有什么生理意义？瞳孔放大又有着什么生理意义？

4. 什么是急性心肌炎？哪种人群对心肌炎有高风险性？

5. 在医院急诊室，护士、值班医生与主治医生对急诊患者是如何分工的？

提示问题

1. 这间医院晚上没有值班的护士或医生，这可能吗？还是患者家属的片面之词？

2. 这是患者家属对法院提出诉讼的案子，可能的关键问题会出在哪里？

3. 8 岁儿童因急性胃肠炎住院，怎么会因心肌炎猝死？两者是独立事件，还是有因果关系？

4. 医生只开了血常规检查，检查结果正常就说无大碍，这样的处理合适吗？

5. 在现实的临床工作中，护士真的会怕影响医生睡觉被骂，而不敢呼叫医生吗？

可能的学习主题 / 议题（包括但不限于）：见表 3-3。

表 3-3　"究竟是谁的错"第一幕讨论记录

已知信息	关键问题 / 假设	需要进一步了解的信息	学习主题
● 8 岁女童饭后腹痛、腹泻 ● 喘不过气、大汗淋漓 ● 急诊入院，确诊急性胃肠炎，血常规检查正常 ● 凌晨 4 点，呼吸困难、昏迷，抢救无效死亡 ● 家属多次按铃无人应答 ● 插管、打强心针及电击，进行 CPR ● 主治医生姗姗来迟 ● 护士说医生回去睡觉 ● 对医院和医生提起诉讼 ● 医院怀疑急性心肌炎	1. 腹痛、腹泻满足胃肠道症状 2. 呼吸困难、大汗淋漓是何原因 3. 急性胃肠炎只检查血常规合适吗 4. 昏迷意味着什么 5. 急救措施未起效 6. 猝死的可能原因 7. 夜间医生的值班制度 8. 住院期间儿童猝死属于医疗事故吗 9. 为何怀疑急性心肌炎	1. 急性胃肠炎的原因、临床表现 2. 儿童感染呼吸困难的原因 3. 急性胃肠炎的辅助检查 4. 儿童昏迷的原因和机制 5. 急救措施包括什么 6. 猝死的可能原因 7. 医院的夜班制度 8. 医疗事故和医疗纠纷的定义和处理原则 9. 急性心肌炎的临床表现、机制和后果	1. 急性胃肠炎的原因、临床表现 2. 儿童感染呼吸困难的原因 3. 急性胃肠炎的辅助检查 4. 儿童昏迷的原因和机制 5. 急救措施包括什么 6. 猝死的可能原因 7. 医院的夜班制度 8. 医疗事故和医疗纠纷的定义和处理原则 9. 急性心肌炎的临床表现、机制和后果

参考资料（编者注）

女童患心肌炎而死亡，把一群医护人员和家属带入了复杂的情绪、行为与责任归属的旋涡。跨专业领域的议题这时特别凸显了出来。教师要注意学生在这个议题上的敏感度，在适当的时机给予提醒及协助。鼓励学生查阅学术及医疗网站，对一些问题可以用循证的态度去寻找最好的证据。跨专业领域的议题可以反映在案例情境本身所提到的医护专业人员（护士、值班医生、主治医生，甚至医院管理人员）的态度、沟通与行为中，也可以反映在学习该案例的医学及护理学专业学生的反馈及心得中。

第二幕

医生认为孩子可能不幸罹患了急性心肌炎而猝死。家属很不满医生如此搪塞的回答，孩子如果是因急性胃肠炎住院，怎么会因心肌炎猝死？家属指控医院额定医护人员不足，医生误诊，护士还延误治疗。孜孜的伯父说："护士要我们等着，因为太晚医生都回去睡觉了，要等到他们早上睡醒才会来。"家属质疑，护士是不是怕影响医生睡觉被骂，不敢呼叫医生，而延误治疗时间。

经媒体曝光后，医院方面表示，医疗过程有无误诊或延误，将交由医疗事故委员会及司法鉴定来判断。某心脏科专家指出，心肌炎主要是心脏受到滤过性病毒感染而导致心肌发炎，主要症状就是心动过速、喘不过气，有时候会通过胃肠道症状来表现，如果罹患流感或感染肠病毒更要特别注意，一旦并发急性暴发型心肌炎，致死率可高达 50%。

市卫生局对此不幸事件表示悲痛，这家医院属于地区级医院，既然提供住院治疗，就应该 24 小时都有医生和护理人员提供医疗照护，依照医疗机构设置标准，二级以上医院实际病床数与护理人员数之比应高于 1 : 0.6，普通病房实际床位数与护理人员之比应高于 1 : 0.4。就算是凌晨，也实在没有理由用"没医生"为借口耽误住院患者治疗。有研究报道，医疗纠纷通常是无心引起的，没有充分沟通与尊重是造成医疗纠纷的最大原因。医疗纠纷包括医疗、用药、延误治疗、急救不当等，引起原因通常有服务不周、态度不佳、医疗和手术有疏失或不当之处。

关键词

医疗纠纷、医疗事故委员会、司法鉴定、急诊病房配置

学习重点

1. 什么是医疗事故委员会？它在医疗纠纷中扮演什么角色？具有什么功能？

2. 司法鉴定有什么法律程序？

3. "缺乏充分沟通与尊重是造成医疗纠纷的最大原因"有没有合理的证据？

提示问题

1. 本案例中，医生是否误诊？护士是否造成延误治疗？医院本身应当为孜孜的死负责吗？如果最后认定是医院和医生的责任，医生会受到怎样的处罚？

2. 医患关系在我们的社会异常紧张，除了民众与医疗单位缺乏沟通与信任之外，医疗系统内多元专业间彼此欠缺相互的了解与尊重也是重要的一环，在这个案例的情境中是如何显示出来的？

可能的学习主题 / 议题（包括但不限于）：见表 3-4。

表 3-4　"究竟是谁的错"第二幕讨论记录

已知信息	关键问题 / 假设	需要进一步了解的信息	学习主题
● 医疗事故委员会 ● 司法鉴定 ● 急性心肌炎猝死机制：病毒感染－心肌发炎－心搏急速、喘不过气 ● 胃肠道症状 ● 急性暴发心肌炎致死率高达 50% ● 24 小时提供医疗照护 ● 二级以上医院实际病床数与护理人员数之比应高于 1∶0.6，普通病房实际床位数与护理人员之比应高于 1∶0.4 ● 医疗纠纷：服务不周、态度不佳、医疗和手术有疏失或不当之处	1. 医疗事故的处理由医疗事故委员会承担 2. 司法鉴定的流程 3. 急性心肌炎的机制和临床表现、死亡率 4. 医院对护理人员的设置和要求 5. 缺乏充分沟通与尊重是造成医疗纠纷的最大原因 6. 医疗纠纷的处理方法 7. 哪些举措可以增进医患沟通，减少医疗纠纷	1. 医疗事故委员会的职责 2. 司法鉴定的流程 3. 急性心肌炎的机制和临床表现、死亡率 4. 医院对住院患者的护理制度 5. 医疗纠纷产生的原因，仅因为缺乏充分沟通与尊重吗 6. 医疗纠纷的处理 7. 医患沟通的技巧，如何减少医疗纠纷	1. 医疗事故委员会的职责 2. 司法鉴定的流程 3. 急性心肌炎的机制和临床表现、死亡率 4. 医院对住院患者的护理制度 5. 医疗纠纷产生的原因 6. 医疗纠纷的处理 7. 医患沟通的技巧，如何减少医疗纠纷

参考资料（编者注）

这一幕其实给予了整个案例核心问题的部分"答案"。不过这些所谓的答案并不是标准答案，因为根据不同的国家或医疗体制可以有很大程度的差异。因此，"循证教育"（寻找最适当的科学、法律与民情的依据）在这个案例中也具有一定的地位。虽然这个案例的情境并没有大量的生命科学的知识或临床技巧的应用，却涵盖了相当重要并具有临床意义的医疗要素，也是医护领域各专业学生将来职业生涯中必会遭遇到的现实情境。此外，有些医疗专业人士的独断自大与其他医学专业的人士（或患者及其家属）沟通不良往往会造成医疗错误与医疗纠纷。

四、案例3：该不该告诉她

问题导向式教学法
Problem-Based Learning（PBL）
（教师版）
该不该告诉她
课程名称：医学人文通识类 PBL 教学案例
案例主题：癌症末期、医学伦理
使用年级：三年级
撰写者：赵　霏
审查者：海向军

案例设计缘由与目的

（一）涵盖的课程概念

本案例为医学人文通识类伦理案例，涉及患者末期病情告知的议题。面对目前医疗人权主张，"尊重患者的自主权"已是末期照护的核心价值，为了保护患者"知情的权利"，临床医疗人员必须有沟通的能力，在不伤害患者的前提下，进行末期病情告知。

然而在现实环境里，家属因为担心患者无法承受疾病真相，往往迟迟无法告知患者真实的病情，甚至请求医生隐瞒病情，让医疗人员面临很大的压力。其实，除保护患者之外，家属坚决隐瞒的原因，主要还在于不知如何来面对或处理患者知道真相后的反应。然而，患者本身往往是最清楚自己身体状况的，有时患者是因为不愿意造成家属困扰，而刻意掩饰自己的忧心与害怕，不敢与家人坦然谈论，反而造成与家人的疏离。在这种互相隐瞒的过程中，往往增加了医护人员执行医疗照护的困难。因此末期病情告知终会遇到，为了让即将进入医护领域的学生能尽早思考这个议题，笔者选择最普遍的癌症末期为例，并将末期告知的常见情境融入剧情，让学生即使尚未接触真正的临床环境，也能借由案例模拟出将来所要面对的场景。一旦受到剧情的震撼，学生对往后医患沟通、病情告知技巧及医学人文相关知识的学习就会充满动力。

（二）涵盖的学科内容

解剖层面：胃、肺脏的解剖位置。

组织层面：肺部、胃部组织的微观结构是什么？

生理层面：呼吸功能、胃部消化功能。

病理层面：癌症的发生发展，良性与恶性肿瘤的区别是什么？癌细胞的分类是什么？便血的常见病因有哪些？癌症转移的路径有哪些？胸水、腹水是如何形成的？

临床层面：恶性肿瘤及癌症转移患者的处理，与癌症末期患者及家属的沟通。

药理层面：恶性肿瘤的化学疗法。

照顾层面：癌症患者的心理特征，对癌症末期患者的照顾。

行为层面：癌症末期患者的可能行为，如轻生、抗拒治疗等。

社会层面：是否该告知癌症末期患者的实际病情？医患沟通、社会认可度等。

（三）案例概述与学习重点

本案例叙述一位被家人隐瞒病情的末期癌症患者，在不恰当的情境及方法下得知病情后的震惊表现，引发医护如何告知病情与患者自主的讨论。学习的重点是：①医患关系、医患沟通；②病情告知的技巧；③告知过程应遵守的伦理原则（尊重自主、不伤害、利益行善与公平正义原则）。内容涉及医患沟通、医学伦理学两门课程，为临床医学、护理学、医学检验等专业学生的医学人文通识课程的案例。此外，癌症诊断与治疗的概念、癌症的发展与社会心理因素，皆可作为继续衍生的学习内容。对于晚期或已有转移的癌症，医疗的目标及处置原则亦是医学生经过此案例的探索后应有的认知。

（四）案例关键词

肺癌伴胸腔积液、胃癌伴肠道转移、末期癌症患者的生存期、化学疗法、隐瞒病情、医疗团队、医学伦理原则

第一幕

小丽的婆婆今年 73 岁，因呼吸不畅来医院就诊，被诊断为Ⅳ期肺癌伴胸腔积液。医生认为此阶段的所有治疗都很难改善病情，但仍旧在家属的要求下进行了化学治疗。医生告知家属不要对治疗抱有太大希望，且预测老人生存期为 6～12 个月。小丽的丈夫和其他兄弟一致决定不让母亲知道实情，并要求所有的医护人员和亲戚好友隐瞒病情。在住院及化学治疗期间，小丽的婆婆显得十分焦虑不安，对子女言辞闪烁的态度也倍感疑惑，但为了保持家庭和谐，也不愿违背大家的意思多加追问。老人很快出现脑部转移，进入癌症末期阶段，在放射疗法效果也不佳后，智力与反应明显退化，最后意识不清，在确诊整 1 年后过世。家人虽然伤痛，但对老人自始至终没有经历患癌的噩耗而略感安慰。小丽却对整个医疗过程隐瞒病情、完全没有参考老人的意见而感到有些不妥，私下认为婆婆或许有很多事情没有来得及交代，也遗憾她没能说出心愿来。

3 年后，小丽因便血多日到医院消化科就诊，经过一系列检查后被确诊为胃癌，且癌细胞已扩散至腹腔，立即住院治疗。医生对她的病情相当不乐观。小丽的丈夫为了避免她因过度震惊而承受不了打击，请求医护人员协助，在治疗尚未有起色之前，暂时不要让她知道真实病情，只是告知她患了肠炎。小丽也很有默契地没有追

问为难大家，只是一人默默地承担对病情的疑虑与担忧。主治医生是个年轻的小伙子，看在眼里，虽想鼓励家属让患者一起参与医疗决定，但在医疗团队尚未沟通完全下，也不敢贸然着手。

关键词

肺癌、胸腔积液、胃癌、肠道转移、生存期、化学疗法、隐瞒病情、医疗团队、医学伦理原则

学习重点

1. 癌症末期的处理方式。

2. 疾病末期真相告知的利弊得失。

3. 疾病末期事实揭露过程背后与文化、社会、人际相关的影响。

4. 与疾病末期患者的沟通与医学伦理原则。

提示问题

1. 如果你被诊断为末期癌症，你想知道吗？你会告诉你的父母吗？

2. 如果你的家人不幸罹患末期癌症，你作为家属会告诉他实情吗？

3. 疾病末期告知可不可能不造成伤害？

4. 有行为能力的患者对他的病情有绝对知情的权利吗？

5. 持续隐瞒病情的可能后果有哪些？

6. 医护人员在末期病情告知与提供信息上是否有责任？

7. 依照案例中小丽的情况，告知实情的最佳时机与情境是什么？

可能的学习主题 / 议题（包括但不限于）：见表 3-5。

表 3-5 "该不该告诉她"第一幕讨论记录

已知信息	关键问题 / 假设	需要进一步了解的信息	学习主题
● 小丽婆婆 73 岁，诊断为Ⅳ期肺癌伴胸腔积液 ● 生存期为 6～12 个月 ● 给予化学治疗，但治疗没有作用 ● 要求医生隐瞒病情 ● 脑部转移，癌症末期 ● 放射疗法 ● 老人确诊整 1 年离世 ● 小丽因隐瞒感到不安 ● 小丽便血多日 ● 诊断为胃癌伴腹腔转移 ● 要求医生隐瞒病情 ● 医疗团队	1. 癌症末期伴转移的后果是否都很严重 2. 癌症末期的生存期都很短吗 3. 对于癌症末期，化学疗法为什么没有作用 4. 放射疗法有没有用 5. 家属要求医生隐瞒病情，医生可以答应吗 6. 便血与胃癌的关系 7. 癌症末期是否该隐瞒病情 8. 医疗团队是什么	1. 癌症末期都会发生转移吗？癌症转移意味着什么 2. 癌症末期的生存时间与什么因素有关系 3. 化学疗法和放射疗法是什么 4. 癌症末期是不是什么治疗都没有效果 5. 对于家属隐瞒病情的要求，医生是否遵从 6. 便血一定是胃癌的临床表现吗 7. 癌症末期患者的知情权 8. 医疗团队包括不同科室的医生吗	1. 癌症的进展与转移 2. 影响癌症末期生存时间的影响因素 3. 癌症化学疗法和放射疗法 4. 癌症末期患者的治疗方案 5. 医生的权利和义务 6. 胃癌诊断的临床表现 7. 患者的知情权 8. 医疗团队的组成

第二幕

一天下午接近下班时刻，肿瘤科医生到病房会诊，在医生办公室找不到主治医生，便径直进入病房。小丽正在与前来探望的同事闲聊，对这位从未见过面的医生的来访很惊讶。医生似乎很匆忙，自我介绍后，随即单刀直入地说："陈女士，有关你的病情，你大致了解了吧？"当着同事的面，小丽并不想透露丈夫依旧对她隐瞒病情的情况，只好淡淡点了个头。一旁陪同的父母吓了一跳，但一时之间却也不知如何接腔。这位医生可能想尽快完成会诊任务，继续说道："根据我们对你病理结果的判断，因为你的病情已属于Ⅳ期，此时不应该考虑手术，但这种胃癌细胞属恶性，对于化学治疗药物不敏感，而且你已经出现了腹水转移，所以目前我们也帮不上忙。还是请外科医生就你现在的情况做姑息性手术，看看是否能暂时控制住出血症状……"

医生一连串的医学术语与解释，小丽一句也听不下去，只觉得脑中一片空白，不知该如何反应。这一刻于她如千百年般的难熬。果然如此，自己一直的担忧原来是真的。当她回过神来，发现所有人都僵在那。大家勉强开口对她安慰打气一番就告辞了。主治医生在会诊医生离去后前来探视，面对小丽"确定是癌症，没办法开刀了吗"的询问，年轻的医生不如何回答，只能承诺请主任明早跟她详细解释，小丽自此便一言不发。

夜深人静，护士巡视完毕，小丽望着窗外，虽然早已强迫自己做好心理准备，但没想到事实这么赤裸裸地呈现时，心里竟是如此痛。出差的丈夫明天一早才会赶回来，陪伴的母亲也已睡着，回想3年前婆婆自诊断到死亡前皆处于不知道的状况，小丽现在反而觉得婆婆是幸福的……既然被宣布无法治疗，想到自己癌症末期将要承受的痛苦、老迈的父母、年幼的子女、努力工作的丈夫，实在不应拖累他们……想到这，她下床披上外套、穿上鞋子，绕过护理站里忙碌的护士，径直走上了楼顶……

关键词

会诊、姑息性手术、恶性肿瘤

学习重点

1.病情真相告知的沟通技巧及伦理考虑（4W1H：who，when，where，what & how）。

2.癌症末期病情告知伦理原则。

3.癌症患者的心理特征和心理干预措施。

4.医护人员对疾病末期患者告知中的人性化沟通过程。

5.癌症末期姑息疗护与安宁疗护伦理原则（palliative and hospice care）。

提示问题

1.病情告知的对象应以谁为优先？东西方文化、年龄、人格特质等的考虑……

2.病情告知应由谁来执行？由会诊医生揭露病情恰当吗？

3.站在保护患者隐私的立场，告知的情境应如何布置？

4.除了告知与否，告知过程应有哪些告知的艺术与人文的考虑？

5.面对小丽的询问，主治医生如何应对最为恰当？医护人员有必须提供患者病情信息的权利及有与患者讨论的职责吗？

6.小丽半夜离开病房，爬上楼顶，可能会发生什么事？

7.告知与不告知之间还有一个空间吗？家属和医生该怎么做？

可能的学习主题/议题（包括但不限于）：见表3-6。

表3-6 "该不该告诉她"第二幕讨论记录

已知信息	关键问题/假设	需要进一步了解的信息	学习主题
● 会诊医生直接告知实情 ● 属于恶性肿瘤 ● 化学治疗药物不敏感 ● 腹水转移 ● 姑息性手术 ● 询问年轻医生病情，医生不知如何回答 ● 护士夜间巡视完毕 ● 患者径直走上顶楼	1.会诊医生与患者的沟通有无不妥之处 2.癌细胞怎么分期，恶性表示预后很差吗 3.胃癌的腹水转移 4.什么是姑息性手术 5.患者想要知道真实病情，医生应如何回答 6.癌症末期病情告知，选择何时、何地、何种方式为好 7.患者可能出现自杀行为时，如何应对 8.对于癌症患者，夜间护理是否应更加关注	1.医院会诊的制度是什么 2.良性与恶性肿瘤预后的区别 3.胃癌腹腔转移、产生腹水是否预后很差 4.姑息性手术 5.与癌症末期患者的沟通技巧 6.癌症末期的告知原则、方法和注意事项 7.癌症患者的心理特征与自杀行为的干预 8.癌症末期患者的照护	1.医院会诊制度 2.良性与恶性肿瘤的区别 3.胃癌的预后影响因素 4.姑息性手术的适用指征 5.与癌症末期患者的沟通技巧 6.癌症末期的告知原则、方法和注意事项 7.癌症患者的心理特征和心理干预 8.癌症末期姑息疗护与安宁疗护伦理原则

参考资料（编者注）

1.癌症患者的心理反应分期：见表3-7。

表3-7 癌症患者心理反应分期

分　期	症　状	持续时间
Ⅰ（休克恐惧期）	当患者初次得知自己身患癌症的消息时，反应剧烈，表现出震惊和恐惧，同时会出现一些躯体反应，如心慌、眩晕，甚至木僵	< 1周

（续表）

分　期	症　状	持续时间
Ⅱ（否认怀疑期）	当患者从剧烈的情绪震荡中冷静下来时，常借助于否认机制来应对由癌症诊断带来的紧张和痛苦。因此，患者开始怀疑医生的诊断是否正确，会到处求医，希望找到能否定癌症诊断的医生，希望有奇迹发生	1～2周
Ⅲ（愤怒沮丧期）	当患者的努力并不能改变癌症的诊断时，情绪变得易激惹、愤怒，有时还会有攻击行为；同时，悲哀和沮丧的情绪油然而生，患者常常感到绝望，有的患者甚至会产生轻生念头或自杀行为	2周后
Ⅳ（接受适应期）	患病的事实无法改变，患者最终会接受和适应患癌的现实，但多数患者很难恢复到患病前的心境，常处在慢性抑郁和痛苦之中	4周后

2. 对癌症患者的心理干预：①告诉患者真实的信息；②纠正患者对癌症的错误认知；③处理患者的情绪问题；④减轻疼痛；⑤重建健康生活方式。

3. 癌症末期病情告知的原则和方法：①告知原则，诚信、自主、保密、不伤害；②告知必须视患者的需要而定，必须确定患者想要知道自己的真实病情；③被告知是患者的基本权利；④确信患者在被告知前已经找到活下去的理由；⑤告知者与患者有某种程度信任的关系；⑥告知者的说辞要委婉；⑦掌握告知的时间，选择合适的情境告知；⑧知道如何处理患者因告知而产生的情绪问题；⑨对患者保证不会遗弃他。

第4章 适用于一年级医学生的基础医学 PBL 案例

一、本阶段的学习课程及学生特点

作为一年级医学生，通过对《医学细胞生物学》《系统解剖学》《组织学与胚胎学》课程的学习，掌握关于正常人体大体及微观形态和结构、发生和发育，以及人体细胞、分子层面结构和功能知识，可通过 PBL 学习，为学生进一步学习其他基础医学和临床医学知识奠定扎实的基础，同时培养学生具备应用、扩展医学基础知识的能力，以及自主学习能力。

本阶段的学生刚开始接触医学知识，从人体基本单位细胞开始，逐渐从组织、器官、系统等方面熟悉人体的结构，医学知识不丰富。因此，本阶段 PBL 案例涉及的疾病不宜太复杂，病患故事要多增加些趣味性和可读性，目的只是让学生熟悉这种教学模式，为培养自主学习能力打下基础。

二、案例 4：馋嘴的代价

问题导向式教学法

Problem-Based Learning （PBL）

（教师版）

馋嘴的代价

课程名称：基础医学类 PBL 教学案例

案例主题：急性阑尾炎、健康饮食

使用年级：一年级

撰 写 者：欧阳思维

审 查 者：宋　雷

一、案例设计缘由与目的

（一）涵盖的课程概念

腹痛是临床上常见的一种症状，很多疾病均可有此表现。本案例的设计旨在让学生思考腹痛的可能原因，通过对不同位置的疼痛、疼痛的性质、程度、反复情况等熟练掌握所学到的解剖学和组织学知识。同时对临床的就诊过程有一个直观的感受，分析不良生活习惯等因素对疾病发病的影响。通过医生的处理和判断，进一步加深对临床疾病诊断和鉴别诊断的理解。

（二）涵盖的学科内容

解剖层面：腹部脏器的解剖位置，腹部的不同分区法，阑尾的位置和功能。

生理层面：引起疼痛的生理机制。

病理层面：疼痛时机体细胞的形态与功能改变。

临床层面：急性阑尾炎的临床表现是什么？如何进行辅助检查、诊断及鉴别诊断、初步治疗？医生检查的结果说明什么？

药理层面：诺氟沙星、利君沙的药理机制是什么？

照顾层面：腹痛患者的护理、急性阑尾炎术后的护理。

行为层面：不良生活习惯与腹痛的关系，急性阑尾炎发病的影响因素。

社会层面：相关健康宣教、食品卫生。

（三）案例摘要

"馋嘴的代价"讲述肥胖女性患者刘芳因为不良生活习惯，长期暴饮暴食引发急性阑尾炎的故事。刘芳的饮食极其不规律，也不注意饮食卫生安全，特别喜爱路边摊和烧烤、麻辣烫，经常胡吃海喝，只为满足口舌之欲。出现腹痛后她自行胡乱服药，加重后才到医院就诊，确诊急性阑尾炎经手术治疗痊愈。

（四）案例关键词

腹痛、诺氟沙星、利君沙、腹部检查、B超检查、妇科检查、急性阑尾炎、食品卫生安全、健康饮食

二、整体案例教学目标

（一）学生应具备的背景知识

腹部脏器的解剖学知识，包括具体位置，腹痛可能涉及的脏器。

（二）学习议题或目标

1. 群体 – 社区 – 制度（population，P） 食品卫生安全相关制度。

2. 行为 – 习惯 – 伦理（behavior，B）

(1) 不良生活习惯对疾病发病的影响。

(2) 不经诊断，自行服药的危害。

3. 生命 – 自然 – 科学（life science，L）

(1) 急性阑尾炎的病因和发病机制。

(2) 滥用抗生素、抗菌药的影响。

(3) 急性阑尾炎手术的术后护理。

三、整体案例的教师指引

1. 作为一年级的医学生，首次接触临床检查方法和结果描述有些难以理解，如体格检查、B超检查、血常规检查、妇科检查等。可直接说明结果，建立起不同检查结果与体内脏器的直观联系即可，不需要做过多的探讨。

2. 案例中检查结果的描述是正规临床病历的书写格式，可让学生适应下这种格式并尽量理解。

3. 着重讨论案例中急诊医生对腹痛患者开具检查项目和为鉴别诊断请妇科医生会诊的过程。根据患者表现，通过相关检查，排除可能的疾病并最终诊断，是临床常见的诊断流程，需要教师加以引导，让学生熟悉这种方式并也用此方式思考未来遇到的临床问题。

第一幕

闷热的夏天，还没到下班时间，刘芳就接到丈夫的电话说要加班，让她自己解决晚餐。刘芳挂掉电话后便开始约同事去美食街吃她最爱的麻辣烫。刘芳体重将近 85kg，35 岁，结婚 8 年。由于没有孩子，小两口日子过得很是悠闲。刘芳喜爱美食，大街小巷的各种美食她了如指掌，不过她最钟爱的还是麻辣烫。小两口下班后不是烧烤、啤酒就是大排档。这天天气太热，刘芳和同事就着啤酒吃完麻辣烫后还不过瘾，又吃了 2 个甜筒冰激凌才慢悠悠地回家。凌晨 4 点，刘芳感到脐周一阵绞痛，跑厕所拉完肚子以后疼痛有所缓解。刘芳丈夫迷迷糊糊地问了她几句，拿过来一板诺氟沙星让她吃了 2 粒。

第二天上午，刘芳又开始觉得肚子隐痛，时轻时重，蹲厕所半天也拉不出来。慢慢地，疼痛持续时间逐渐延长，只有蜷缩身子会感觉舒服点。中午吃饭时，刘芳就没怎么吃东西，看着油腻的东西就直犯恶心。下午 3 点左右，刘芳觉得疼痛范围似乎扩大了，由于腹部脂肪过厚，她也搞不清楚到底哪儿最痛，隐隐觉得右边肚子也开始痛了。于是，刘芳打电话叫丈夫下班来接她。好不容易盼到五点半，还没走出单位大门，刘芳感到一阵恶心，吐了一地。刘芳丈夫急忙将她带回家，刘芳喝了点白粥，吃了 2 片琥乙红霉素（利君沙）躺下了。大约 8 点的时候，刘芳再次腹痛、呕吐，还伴有低热，她丈夫见势不妙，急忙将刘芳送到最近的医院急诊科就诊。

刘芳到达医院急诊科后，丈夫简单向急诊科医生描述了基本情况，医生帮忙将刘芳放在检查床上，嘱其平躺为她做检查。医生的检查结果如下。

体温 38.7℃，呼吸 22 次 / 分，心率 92 次 / 分，血压 138/90mmHg；身高 163cm，体重 85kg；神清，精神佳，急性面容。腹部平坦，未见肠型及蠕动波，右下腹有压痛，但无明显的反跳痛和腹肌紧张，移动性浊音未叩出，肝、肾区叩痛阴性，肠鸣音正常，肛检直肠右前壁有轻触痛。结肠充气试验阴性，腰大肌试验阴性，闭孔内肌试验阴性。急诊科医生开了检查单，做血常规和大小便常规。

关键词

脐周绞痛、腹部检查、诺氟沙星、琥乙红霉素、恶心呕吐

学习重点

1. 不同分区腹部疼痛可能涉及的脏器。

2. 腹痛的原因和影响因素。

3. 诺氟沙星和利君沙的药理机制。

4. 腹部体格检查的结果：压痛、反跳痛、腹肌紧张。

5. 恶心呕吐、低热的原因和影响因素。

6. 暴饮暴食、饮食不健康的危害。

提示问题

1. 脐周部位包含什么脏器？

2. 腹部疼痛一定是腹部脏器的问题吗？

3. 疼痛的性质不同，是否原因一样？如案例中是绞痛，另外还有针刺样痛、放射样疼痛等。

4. 有没有人吃过诺氟沙星或琥乙红霉素这两种药？什么情况下吃的？吃完后有好转吗？

5. 疼痛加重，反复，伴有恶心呕吐、低热，是说明疾病严重了吗？

6. 腹部体格检查中阴性意味着什么？阳性又意味着什么？

7. 压痛和反跳痛有什么不一样的？

8. 刘芳的生活习惯与腹痛有关系吗？

9. 肥胖患者急腹症表现与一般患者表现是否一样？

可能的学习主题 / 议题（包括但不限于）：见表 4-1。

表 4-1　"馋嘴的代价"第一幕讨论记录

已知信息	关键问题 / 假设	需要进一步了解的信息	学习主题
● 35 岁未生育女性 ● 肥胖 ● 长期食用街边小吃 ● 脐周绞痛，腹泻后缓解 ● 自行服用诺氟沙星、琥乙红霉素无效 ● 腹痛加剧、恶心呕吐 ● 伴有低热 ● 右下腹压痛 ● 无反跳痛、腹肌紧张 ● 直肠右前壁有轻触痛 ● 其他腹部体格检查结果阴性	1. 不同位置腹部疼痛累及不同脏器 2. 腹痛一定是脏器发生了病变吗 3. 诺氟沙星、琥乙红霉素的作用是什么 4. 腹痛、恶心与低热有直接关系吗 5. 右下腹有什么脏器，压痛意味着什么 6. 腹部检查结果阴性说明什么 7. 压痛和反跳痛有什么区别 8. 直肠右前壁触痛意味着什么 9. 患者饮食习惯是否是发病的原因	1. 腹部分区和脏器位置 2. 腹痛原因和影响因素 3. 诺氟沙星、琥乙红霉素的作用机制，可以自行服药吗 4. 恶心呕吐的原因和影响因素 5. 发热的原因和影响因素 6. 右下腹压痛的原因 7. 直肠右前壁触痛意味着什么 8. 压痛和反跳痛的区别 9. 腹部检查结果阴性意味着什么 10. 暴饮暴食的危害	1. 腹部分区和脏器位置 2. 腹痛原因与影响因素 3. 诺氟沙星、琥乙红霉素等抗生素的作用机制和滥用抗生素的后果 4. 恶心呕吐、发热的原因和影响因素 5. 右下腹压痛和直肠右前壁触痛意味着什么 6. 腹部检查结果阴性意味着什么 7. 压痛和反跳痛的区别 8. 暴饮暴食、不健康饮食的后果

第二幕

在等待检查结果的时候，刘芳突然觉得疼痛难忍，满头大汗，口唇苍白，医生决定请妇科值班医生会诊。妇科医生追询病史，刘芳诉平时生活规律，平素饮水少，13 岁初潮，有痛经史。婚后夫妻生活正常，月经常年不准，经常推迟几个月不来，记不清上次什么时候来的月经。妇科检查：双附件未及肿物，轻压痛，提示可能存在盆腔炎症。为排除妇科疾病，妇科值班医生安排子宫及附件 B 超和妊娠试验检查。此时，急诊科医生拿到实验室检查结果。

血常规：外周血白细胞为 $13 \times 10^9/L$，其中中性粒细胞百分比为 0.88，提示升高。

尿常规：白细胞 0～1 个 / 高倍视野，红细胞 0～2 个 / 高倍视野。

便常规：白细胞 0～1 个 / 高倍视野，红细胞 0～2 个 / 高倍视野。

为进一步探查，急诊科医生安排刘芳进行腹部 B 超（图 4–1）和平片检查。子宫及附件 B 超均未见异常，妊娠试验结果（–）。B 超结果显示，肝、胆、胰、脾、双肾、输尿管未见异常，右下腹肠管积气结合临床，阑尾显示不清，有回音。腹部平片见少量肠道内积气。

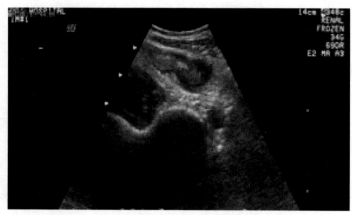

图 4–1　腹部 B 超

医生诊断急性阑尾炎，遂转入普外科治疗。普外科医生向刘芳讲明阑尾炎的常规治疗方法。刘芳表示，最近单位工作很忙，坚持要先保守治疗。医生在刘芳签署知情同意书之后开具了输液抗炎治疗。次日下午 5 点，刘芳腹痛加剧，体温升高至39.1℃。查体发现右下腹压痛，反跳痛伴腹肌紧张。肠鸣音 1～2 次 / 分，血常规外周血白细胞为 $19 \times 10^9/L$，其中中性粒细胞百分比为 0.93。普外科医生通知刘芳丈夫签署手术同意书后，将刘芳送至手术室进行手术。

手术从麦氏点入路，打开腹腔后约 30ml 淡黄色液体涌出，沿着结肠带向下找到阑尾。阑尾有脓，高度充血水肿，结扎阑尾动脉，常规行阑尾切除，残端荷包缝合包埋。冲洗局部术野后，关腹。术后剖开阑尾见腔内有脓液。

术后抗感染治疗，叮嘱刘芳术后清淡饮食，忌生冷、产气食物，并注意饮食健康，少食麻辣烫、烧烤等街边小食。术后 24 小时下床活动，忌长期卧床。1 周后恢复顺利，拆线出院。

关键词

妇科检查、妊娠试验、B 超检查、急性阑尾炎、保守治疗、择期手术

学习重点

1. 右下腹痛的鉴别诊断。

2. 影响腹部检查结果的因素。

3. 急性阑尾炎的临床表现和治疗方式。

4. 急性感染的临床表现与实验室检查。

5. 白细胞计数、体温升高的意义。

6. 保守治疗与择期手术的选择。

提示问题

1. 医生为什么要请妇科医生会诊？

2. 妊娠阴性说明什么？ B 超检查和妇科检查结果可以排除妇科方面的疾病吗？

3. 体温升高、白细胞计数（中性粒细胞百分比）升高提示什么？

4. 为什么上一幕反跳痛和腹肌紧张不明显，这一幕就明显？

5. 手术中 30ml 淡黄色液体是什么？

6. 如何选择急性阑尾炎手术或保守治疗？ 为什么医生会同意刘芳保守治疗？

7. 盆腔炎症不需要治疗吗？

可能的学习主题 / 议题（包括但不限于）：见表 4–2。

表 4–2 "馋嘴的代价"第二幕讨论记录

已知信息	关键问题 / 假设	需要进一步了解的信息	学习主题
● 疼痛加剧 ● 痛经史，月经不调 ● 妊娠试验阴性，B 超显示子宫附件正常 ● 妇科检查提示盆腔炎 ● 白细胞计数（中性粒细胞百分比）升高 ● B 超显示阑尾不清有回声 ● 诊断急性阑尾炎 ● 患者要求保守治疗 ● 体温、白细胞计数持续升高	1. 腹痛与妇科疾病的关系 2. 医生为什么要与妇科疾病进行鉴别诊断 3. 诊断出的盆腔炎可以解释腹痛吗 4. 急性阑尾炎的临床表现 5. 反跳痛、肌紧张出现阳性反应意味着什么	1. 腹痛的鉴别诊断 2. 妇科疾病的检查包括哪些 3. 慢性盆腔炎的临床表现与治疗 4. 急性阑尾炎的诊断原则 5. 压痛、反跳痛和肌紧张都呈阳性提示什么 6. 急性阑尾炎的保守治疗是什么？ 手术指征又是什么	1. 右下腹痛的可能原因和鉴别诊断 2. 妇科疾病的检查 3. 慢性盆腔炎的表现和治疗 4. 急性阑尾炎的病因与临床表现 5. 腹膜刺激征的表现 6. 急性阑尾炎的治疗方式和选择 7. 急性阑尾炎的手术过程

（续表）

已知信息	关键问题 / 假设	需要进一步了解的信息	学习主题
● 右下腹压痛、反跳痛、肌紧张明显 ● 阑尾切除术 ● 术中见 30ml 淡黄色液体 ● 阑尾中可见脓液 ● 清淡饮食，少食街边小吃	6. 急性阑尾炎可选择保守治疗 7. 阑尾切除术的过程，术中出现的少量淡黄色液体是什么 8. 阑尾炎术后护理 9. 健康饮食教育	7. 阑尾炎手术的过程 8. 腹腔中的炎性渗出液从何而来 9. 健康饮食卫生宣教	8. 急性手术后的护理 9. 健康饮食卫生宣教

三、案例 5：来去匆匆的腹痛

问题导向式教学法
Problem-Based Learning（PBL）
（教师版）
来去匆匆的腹痛
课程名称：基础医学类 PBL 教学案例
案例主题：急性胆囊炎、胆结石
使用年级：一年级
撰写者：张　芳
审查者：赵　霏

一、案例设计缘由与目的

（一）涵盖的课程概念

本案例为消化系统 PBL 教学案例，重点为消化腺解剖位置和生理学功能。案例中的小王因饮食问题而遭受病痛折磨，发生了急性胆囊炎、胆道结石。通过本案例，学生可学会：①消化系统的解剖位置及生理功能，注意将两者相结合进行学习；②理解消化系统脏器的功能、胆汁的形成及其成分等知识；③腹痛是急诊非常常见的症状，在今后的诊治中需进行缜密鉴别；④除上述专业理论知识外，引导学生注重健康饮食及养成良好的生活习惯。通过此案例，希望学生把医学知识和人文生活结合起来，在课程学习中注重培养更全面、更有深度的思维能力。

（二）涵盖的学科内容

解剖层面：肝、胆、胰的解剖位置和组织结构。

组织层面：肝、胆、胰脏器的组织微观结构。

生理层面：肝、胆、胰在消化功能中的作用；胆汁的成分及其形成过程、功能；胆结石的形成、分类；血清淀粉酶与急性胰腺炎的联系。

病理层面：常见的腹痛类型、发生部位。

临床层面：胆囊炎、胆结石的临床表现、诊断要点、治疗原则。

照顾层面：胆囊炎、胆结石患者的饮食。

行为层面：高脂、高蛋白、高热量饮食，熬夜的危害。

社会层面：引导学生建立良好的饮食及生活习惯。

（三）案例摘要

本案例主角是一位热衷于高脂、高蛋白、高热量夜宵生活的研究生小王，在一次暴饮暴食后出现了渐进性腹痛。经检查，医生诊断为"急性胆囊炎合并胆道结石"。住院治疗后，小王康复出院，并根据医生的嘱咐重视自己的饮食习惯。

（四）案例关键词

腹痛、高脂饮食、血清淀粉酶、胆囊炎、胆石症、急性胰腺炎

二、整体案例教学目标

（一）学生应具备的背景知识

学生应已学习了消化系统解剖、相关生理学知识，对消化腺疾病的病理生理、临床有了一定的知识积累。同时应懂得联系解剖和临床疾病，全面思考。

（二）学习议题或目标

1. 群体 – 社区 – 制度（population，P）

(1) 什么人群易得胆石症、胆囊炎？

(2) 年轻人可能存在哪些不良饮食习惯？

2. 行为 – 习惯 – 伦理（behavior，B）

(1) 饮食习惯与胆结石之间有何联系？暴饮暴食与急性胰腺炎之间有何联系？

(2) 医生在体格检查时发现墨菲征可疑阳性，该如何处理？

3. 生命 – 自然 – 科学（life science，L）

(1) 肝、胆、胰解剖结构与相关疾病的关系是什么？

(2) 胆汁形成过程及其影响因素？

(3) 胆结石形成的机制是什么？

(4) 血清淀粉酶与急性胰腺炎之间的关系是什么？

三、整体案例的教师指引

1. 本案例的学习目标涉及消化腺解剖、胆汁的形成、胆结石的临床表现等知识。在为不良饮食习惯的腹痛患者诊断时，学生的关注点可能会集中在消化系统。然而，腹痛的原因众多，除消化系统疾病，如果是女性患者，还可能是生殖系统的疾

病，因此，教师应提醒学生进行多系统疾病的鉴别诊断，避免局限性思维。

2. 引导学生思考生活习惯与疾病发生的联系，让其重视一些疾病的生活防治，通过健康教育培养防病的意识。

3. 引导学生对医学行为、道德与职业素养、人文关怀等方面的思考。

第一幕

小王今年 28 岁，大学毕业后当了几年业务员，收入没见多少却天天到处奔波，四处应酬，饮食常常是高脂、高蛋白的饮食，基本上每顿饭都要喝半斤白酒，而且睡眠时间也很少。小王实在无法忍受，遂辞职回家，并经过努力重新考入母校就读研究生。与同学混熟后，小王经常晚上和同学们一起外出吃夜宵。烤鸡翅、鱿鱼、羊肉串都是他的最爱，总之是无肉不欢。经常是吃到半夜才回寝室，第二天早晨又匆匆赶去上课，往往来不及吃早餐。近来，他隐隐感觉右上腹有些痛，但尚可忍受。在一次学校健康检查时，小王告诉了医生这个情况，医生检查后说墨菲征可疑阳性，但小王并未过多询问。

一天晚上，小王正躺床上看书，突然感觉从后背到右上腹弥漫性剧烈疼痛，而且好像越来越痛，没有停下来的迹象。宿舍同学看到他痛得坐不住，满头大汗、脸色苍白，赶紧打车送他去医院。司机见状，一路狂奔，车子在坑洼的路上不停颠簸。到了一个红绿灯路口，司机一个急刹车，小王的疼痛突然间就消失了，一瞬间他感觉整个人都轻松了，就像什么事都没发生一样，随即让司机往回开。回去后 2 个多月疼痛都没有再发生过。

关键词

腹痛、高脂饮食、墨菲征、疼痛突然消失

学习重点

1. 高脂饮食、长期不吃早餐的人群容易出现哪些消化系统的疾病？

2. 暴饮暴食对消化系统有什么影响？

3. 右上腹有哪些脏器？

4. 高脂饮食会刺激哪些消化液的分泌？这些消化液如何产生？受哪些因素调控？分泌过多或过少有哪些不良后果？

提示问题

1. 患者原先的职业是业务员，应酬多，读研究生后一直不吃早餐、晚餐高脂等，都是胆囊炎、胆石症患者的典型生活习惯。

2. 为什么小王痛得坐不住？打车去医院途中，为什么疼痛突然消失？可再提示"道路坑坑洼洼，一路颠簸，司机急刹车"，这些线索有可能与疾病有什么关系？

可能的学习主题 / 议题（包括但不限于）：见表 4-3。

表4-3　"来去匆匆的腹痛"第一幕讨论记录

已知信息	关键问题/假设	需要进一步了解的信息	学习主题
● 高脂饮食 ● 整日奔波劳累 ● 晚上进食过多肉类 ● 长期不吃早饭 ● 右上腹痛 ● 墨菲征可疑阳性 ● 弥漫性强烈疼痛 ● 车辆颠簸，急刹车 ● 疼痛突然消失 ● 2个月未再痛过	1. 长期高脂饮食对机体的影响 2. 长期晚上摄入过多肉类，不吃早饭会影响消化功能吗 3. 右上腹包含什么脏器？弥漫性强烈疼痛的原因是什么 4. 墨菲征阳性含义 5. 颠簸后发生了什么改变，使得疼痛消失 6. 2个月未再痛是疾病消失了吗	1. 高脂饮食影响什么机体功能 2. 长期夜食、不吃早饭有什么后果 3. 右上腹弥漫性强烈疼痛的可能原因 4. 墨菲征是什么疾病的特有表现 5. 剧烈颠簸后疼痛消失的原因 6. 不良生活习惯对消化功能的影响 7. 疼痛暂时未出现的原因	1. 长期高脂饮食的后果 2. 消化系统的组成、功能及影响因素 3. 长期早晨空腹的影响 4. 右上腹包含的脏器及弥漫性强烈疼痛的可能原因 5. 墨菲征是什么疾病的特有表现 6. 剧烈颠簸、急刹车后疼痛消失的可能原因 7. 体征暂未出现提示什么

第二幕

暑假时，小王在一次晚餐后又出现了与上次一样的腹背痛。基于上次的经验，他拒绝去医院。在床上翻滚了半个多小时，仍没有缓解的迹象，他哥哥实在看不下去了，强行把他背上了车来到医院急诊科。小王神情极度焦躁，呼吸短促，断断续续告诉医生2个月前也这样痛过，医生一边询问病情，一边给小王体格检查。检查眼睛巩膜和皮肤未见黄疸，腹软，右上腹压痛明显，右肋下触及肿大的胆囊，墨菲征阳性，腰部检查无压痛。哥哥看着小王痛苦地翻滚，恳求医生，让他赶紧先打镇痛针。急诊医生婉拒，但叮嘱护士严密观察病情进展，并抽血查血常规和血清淀粉酶，同时立即安排小王去急诊二楼做腹部B超。B超报告"胆囊结石，结合病史，考虑同时存在胆总管中下段结石可能性大，请结合临床"。

此时，小王痛得有些神志不清了，医生根据小王的病史、症状、体征及血清淀粉酶正常，血常规白细胞计数、中性粒细胞百分比稍高，诊断了"急性胆囊炎合并胆道结石"后，才让护士给患者打了镇痛针，继而使用解痉、抗炎治疗。第二天醒后，小王又生龙活虎，嚷嚷着要回家了。医生半开玩笑地嘱咐道："小伙子，幸亏你哥送来的及时，要是发展成急性胰腺炎就麻烦了，回去后注意清淡饮食，少吃点大鱼大肉啊"，并叮嘱他1个月后门诊复查，必要时进行微创手术切除胆囊。

关键词

黄疸、墨菲征、急性胆囊炎、胆道结石、急性胰腺炎、微创手术

学习重点

1.胆囊的作用和胆汁形成的机制。

2.急性胆囊炎的临床表现和诊断。

3.胆道结石的原因、发生机制和临床表现。

4.胆结石和急性胰腺炎的相关性。

5.急性胰腺炎的临床表现与诊断标准。

6.切除胆囊的临床指征。

7.胆囊炎和胆结石患者的护理。

提示问题

1.胆汁的形成过程及其影响因素是什么？胆汁的主要成分是什么？有哪些功能？

2.胆结石的发生机制是什么？人体什么器官还有可能出现结石？其成因是否相似？

3.胆结石根据成分不同分为哪几类？哪一类最常见？

4.肝、胆、胰的解剖结构是什么？胆结石如何引起急性胰腺炎？

5.为什么要查血清淀粉酶？

6.小王腹痛难忍，医生为什么还是"婉拒"家属"打止痛针"的要求？

7."必要时进行微创手术切除胆囊"，什么时候是必要时？

可能的学习主题/议题（包括但不限于）： 见表 4-4。

表 4-4 "来去匆匆的腹痛"第二幕讨论记录

已知信息	关键问题/假设	需要进一步了解的信息	学习主题
● 餐后腹背痛 ● 眼睛巩膜和皮肤未见黄疸 ● 右肋下触及肿大的胆囊，墨菲征阳性 ● B 超：胆囊结石 ● 白细胞计数（中性粒细胞百分比）升高 ● 血清淀粉酶正常 ● 急性胆囊炎合并胆道结石 ● 镇痛、解痉、抗炎治疗 ● 注意饮食清淡 ● 必要时手术切除胆囊	1.黄疸的原因 2.胆结石的组成和成因 3.胆囊肿大提示胆囊炎 4.血清淀粉酶指标与胰腺分泌相关 5.病因未查清楚前不可盲目镇痛 6.胆结石可能发展成急性胰腺炎 7.胆囊炎患者的饮食要求和护理 8.微创手术切除胆囊	1.黄疸的原因与临床表现 2.胆结石的组成和产生原因、发生机制 3.胆囊炎的临床表现、体征和诊断 4.血清淀粉酶指标升高是否与胰腺相关 5.应用镇痛治疗的指征 6.胆石症的临床表现和后果 7.胆囊炎患者的饮食要求和护理 8.胆囊切除术的应用指征	1.黄疸的产生原因、临床表现和诊断 2.胆结石的组成、产生原因和发生机制 3.胆囊炎的临床表现、体征和诊断 4.急性胰腺炎的临床表现、诊断和后果 5.临床镇痛治疗的原则 6.胆石症的临床表现、诊断和后果 7.胆囊炎患者的饮食要求和护理 8.胆囊切除术的应用指征

参考资料（编者注）

1.胆汁产生的机制及其与饮食之间的关系：胆结石包括胆固醇结石、胆色素结石和混合型结石。其中胆固醇结石占75%。目前对于胆结石的成因结石存在胆汁淤积、细菌感染和胆汁化学成分改变三种不同学说，可引导学生从不同结石形成的机制和影响因素方面，思考如何应用这些知识为患者制订可行性强的饮食方案。

2.肝、胆、胰之间有特殊的解剖关系，使得胆结石在阻塞胆管时会导致剧烈腹痛，甚至可能并发急性胰腺炎。

四、案例6：命悬一线

问题导向式教学法

Problem-Based Learning （PBL）

（教师版）

命悬一线

课程名称：基础医学类 PBL 教学案例

案例主题：异物阻塞、急救

使用年级：一年级

撰写者：宋　雷

审查者：赵　霏

一、案例设计缘由与目的

（一）涵盖的课程概念

"命悬一线"案例是以幼儿照顾中最常出现的异物阻塞情境为内容，讲述当发生异物阻塞喉头、气管等情况时该如何处理。涉及人体解剖学呼吸系统部分、急救学、儿科学等知识，尤其是国际通用的海姆立克急救法。此外还涉及儿科急诊医学中的医患沟通和病史采集部分相关内容，幼儿由于年龄小，沟通起来有困难，难以准确描述自身感受，只能靠照顾者的描述和医生的检查来判断。有时病史采集可能不准确，从而耽误病情。这就需要医生当机立断，谨慎处理。

（二）涵盖的学科内容

解剖层面：呼吸系统包含哪些结构？形态、位置和功能是什么？

组织层面：支气管、肺的微观结构是什么？

生理层面：正常呼吸的机制如何？

病理层面：异物阻塞会如何影响呼吸功能？窒息是如何发生的？

临床层面：儿童异物阻塞的临床表现是什么？如何进行辅助检查、诊断及鉴别诊断、初步治疗？海姆利希手法的操作。

照顾层面：如何对幼儿做好照护？异物阻塞后如何急救？

行为层面：幼儿好动的特性易发生异物阻塞气管的现象，如何防护？

社会层面：相关健康宣教等。

（三）案例摘要

小白 1 岁半的宝宝乐乐某天由于家人看护不当，吞了一颗花生米，造成喉头异物阻塞，命悬一线之际，丈夫立即实施海姆利希手法（Heimlich maneuven）进行急救，成功解救下宝宝。小白深深自责并加倍看护，2 周后，宝宝突然出现剧烈咳嗽伴呼吸困难，家人急诊送宝宝入院，医生经病史采集后判断异物阻塞，行 CT 检查及支气管镜检查取出异物，宝宝转危为安。

（四）案例关键词

呼吸困难、喉头异物阻塞、海姆利希手法、剧烈咳嗽、支气管异物阻塞、幼儿看护

二、整体案例教学目标

（一）学生应具备的背景知识

呼吸系统、消化系统结构的解剖学知识，喉头、气管、会厌的位置关系，支气管的组织学知识、急救知识等。

（二）学习议题或目标

1. 群体 – 社区 – 制度（population，P） 幼儿看护的原则。

2. 行为 – 习惯 – 伦理（behavior，B）

(1) 幼儿吞食异物的后果。

(2) 幼儿气道阻塞的原因。

3. 生命 – 自然 – 科学（life science，L）

(1) 异物阻塞气道对呼吸功能的影响。

(2) 异物阻塞的原因、种类、表现和诊断。

(3) 异物阻塞气道的急救方法。

(4) 幼儿病史采集方法。

(5) 幼儿呼吸困难、剧烈咳嗽的原因和诊断。

三、整体案例的教师指引

本案例不算复杂，但请教师注意引导学生注意细节归纳，如将花生置于幼儿够不到的地方；海姆利希手法实施后检查阻塞的异物完整度；医生对幼儿家属的问询等。在实际情境中，儿童意外发生率不低，每年医院接诊的不在少数，有经验的医

生在诊断时依据儿童的表现、症状，自己检查到的体征、辅助检查的结果，提取有用信息，而照顾者的讲述大多作为参考。这也是儿科诊治的难点所在。需要从一年级开始培养学生谨慎而大胆的工作态度。

第一幕

周末晚饭后，小白抱着宝宝乐乐一边看电视一边吃花生，丈夫王刚在书房工作。看着1岁半的宝宝在自己怀里微笑，她感觉很开心。自从有了孩子以后他们的家庭变得更加幸福。宝宝看着自己吃花生很香，伸出小手也想要，看到宝宝这么心疼的动作，小白故意将一粒小花生拿到宝宝嘴边逗他，逗了几下，可爱的宝宝好像吃不了花生要生气了，开始哭闹。此时电视节目正播到精彩的地方，小白将宝宝搁到旁边的学步车里，专心地看起电视来。乐乐在旁边不停地往自己身边凑，奈何有学步车的栏杆挡着，也没办法。小白也没当回事，继续看电视。

不知过了过久，小白突然意识到孩子的哭闹声听不到了，心道：难道是孩子睡着了？小白猛然转头看向旁边的孩子，这才发现宝宝眼睛紧闭，呈现极不舒服的表情，大张着嘴巴，似乎呼吸很困难，皮肤苍白，嘴唇青紫，瘫坐在那一动不动。小白立刻慌了，大喊着丈夫快过来看看孩子。王刚跑过来，当下也惊了，大声询问发生了什么。小白半天才找回自己的声音，急切开口道："我不知道啊，我在吃花生，可我……可我没给他啊。"丈夫闻言，立即提起宝宝，放倒在自己的腿上，狠狠拍了几下宝宝的背。万幸等了几秒，随着哇的一声，孩子嘴巴张开，掉出一粒花生，孩子也终于睁开眼睛，哭出声来。小白赶紧抱过宝宝，眼泪不自觉地流下来，幸亏丈夫学过急救，懂得海姆利希手法，要不今天就再也见不到宝宝了。王刚仔细看了看掉在地上的花生，完整无缺，再看宝宝面色也慢慢红润起来，终于松了一口气。

时间又过去了半个月，小白心有余悸，再也不敢让宝宝离开自己的视线。某天晚上，小白正陪着孩子玩玩具，突听门外邻居在敲门，她起身去开门，把宝宝放到学步车上，和邻居说了几句话后返回客厅，孩子看起来乖乖地玩耍着，谁知没一会儿，孩子开始咳嗽，而且越来越剧烈，呼吸困难加重，看着逐渐苍白的小脸，红润的嘴唇又开始发青，小白慌了，立即抱着宝宝打车送往就近医院救治。

关键词

皮肤苍白、口唇发绀、呼吸困难、气管异物、海姆立克法

学习重点

1. 小儿出现呼吸困难的可能原因。

2. 小儿呼吸困难的临床表现和诊断。

3. 气管异物的临床表现和诊断。

4. 缺氧窒息的表现与后果。

5. 小儿因异物阻塞造成呼吸困难的急救方法：海姆立克法。

6. 幼儿照顾原则。

提示问题

1. 呼吸系统的组成和形态结构是什么？

2. 宝宝为什么会一动不动？

3. 什么是海姆利希手法？具体操作是什么？什么时候用？

4. 吞下去的花生米为什么会跑到气管里？

5. 宝宝剧烈咳嗽的可能原因有什么？

6. 丈夫为什么要检查吐出来的花生米？

7. 从家庭伦理方面谈谈照顾幼儿有什么要注意的？

可能的学习主题 / 议题（包括但不限于）： 见表 4-5。

表 4-5 "命悬一线"第一幕讨论记录

已知信息	关键问题 / 假设	需要进一步了解的信息	学习主题
● 眼睛紧闭、皮肤苍白、口唇发青 ● 呼吸困难 ● 瘫坐着一动不动 ● 气管异物 ● 缺氧窒息 ● 大力拍背部 ● 海姆利希手法急救 ● 吐出花生后缓解 ● 检查花生完整度 ● 2周后再次剧烈咳嗽 ● 呼吸困难加剧	1. 幼儿吞食小物体的可能后果 2. 呼吸困难的原因和表现 3. 缺氧窒息可否造成意识丧失 4. 气管异物的原因、机制、表现和后果 5. 海姆利希手法急救对异物阻塞气管有效 6. 突然剧烈咳嗽的原因是否还是因为异物 7. 幼儿照顾的注意事项	1. 幼儿吞食异物后的机体变化 2. 呼吸困难的发生机制和原因 3. 缺氧窒息的原因与表现 4. 气管异物的原因、产生机制、表现和后果 5. 海姆利希手法急救的适应证、操作手法与注意事项 6. 幼儿剧烈咳嗽的其他可能原因 7. 幼儿照顾的注意事项	1. 幼儿吞食异物的后果 2. 呼吸困难的原因、表现和发生机制 3. 缺氧窒息的原因与表现 4. 气管异物的原因、产生机制、表现和后果 5. 海姆利希手法急救的适应证、操作手法与注意事项 6. 幼儿剧烈咳嗽的原因 7. 幼儿照顾的原则

第二幕

　　入院后，医生一边给宝宝做了体格检查，一边询问家长孩子近期是否有感冒等症状，小白表示没有。再询问是否给孩子吃果冻、坚果等食物，小白也坚决否认。检查结果发现小儿有咳嗽、呼吸困难等呼吸道刺激症状，右胸运动受限。听诊发现右肺呼吸音减弱。右侧胸中、下部叩诊为浊音。医生再次询问孩子是否有吞食异物的经历，小白才讲出 2 周前的事情，但同时强调："我一直看着他呢，我没看见他吃了什么。"

　　为了准确地掌握病情，医生给宝宝做了胸部 CT 扫描，CT 结果显示，右肺中、下叶支气管开口处有异物堵塞；右侧支气管未见异物，左侧支气管显示良好。诊断为"右肺中下、叶支气管异物阻塞"。

时间一分一秒地过去了，抢救室外面的小白和王刚都等得很着急，不停地询问进出的医生："情况怎么样了？宝宝有危险吗？还有多长时间才能好？"抢救生命是每一位医生的职责，为了不延误病情，确诊后医生立即对宝宝进行麻醉，行支气管镜检查支气管，随后于 CT 提示的右肺中、下叶支气管处发现异物，经支气管镜将异物钳出。此异物却是一个谁都没见过的小塑料圆帽，经家长辨认，发现是玩具上的一个小配件，不知怎么被宝宝吞到嘴里，又不小心咽了下去。

听到宝宝安全没事了，小白和王刚都很开心，对医生表示了感谢，医生也叮嘱他们以后要精心地照顾宝宝，防止发生其他意外情况。

关键词

呼吸道刺激症状、呼吸音减弱、支气管异物阻塞、胸部 CT、支气管镜检查

学习重点

1. 呼吸道刺激的症状。

2. 肺部呼吸音减弱的原因和后果。

3. 气道阻塞的原因、表现。

4. 支气管的结构特征对异物阻塞的影响。

5. 异物阻塞右肺中叶和下叶的解剖学基础。

6. 儿科医生采集病史的技巧。

7. 异物阻塞的治疗，支气管镜检查。

提示问题

1. 呼吸道刺激症状是什么样的？

2. 呼吸音减弱的病因是什么？提示什么？后果是什么？

3. 大家想想剧烈咳嗽是为什么？是不是一种机体的保护机制？

4. 谁能画一下异物的掉落路径？

5. 异物为何最终会进入右主支气管，不进入左主支气管？

6. 大家猜猜这个异物（小塑料圆帽）有多大？

7. 为什么医生要反复询问病史？如果诊断与病史不符，应该怎么办？

8. 为什么到医院后一开始医生问有没有感冒？

9. 除了胸部 CT，其他的影像学检查可以诊断出异物吗？有什么区别？

10. 除了麻醉后支气管镜检查取出异物，大家想想还有其他的办法吗？为什么选用这个方法？

可能的学习主题 / 议题（包括但不限于）：见表 4-6。

表 4-6 "命悬一线"第二幕讨论记录

已知信息	关键问题 / 假设	需要进一步了解的信息	学习主题
● 咳嗽、呼吸困难等呼吸道刺激症状 ● 右胸运动受限 ● 听诊发现右肺呼吸音减弱 ● 右胸中、下部叩诊为浊音 ● 反复询问病史 ● 胸部 CT：右肺中、下叶异物阻塞 ● 支气管镜检查取出异物 ● 谁也没见过的玩具 ● 叮嘱多加注意孩子	1. 呼吸道刺激症状是否提示吞食异物 2. 胸部活动受限是否与受损相关 3. 肺呼吸音减弱意味着什么 4. 叩诊浊音是否也与呼吸减弱相关 5. 感冒与气道阻塞也有关系吗 6. 医生反复询问病史，是否考虑异物 7. 胸部 X 线片是否也可以诊断异物 8. 支气管镜检查 9. 支气管的结构特征对异物阻塞的影响	1. 呼吸道刺激症状的产生原因和表现 2. 胸部运动受限的产生原因和后果 3. 肺呼吸音减弱的产生原因和表现 4. 肺部叩诊浊音的产生原因 5. 气道阻塞的原因和表现 6. 儿科医生的问诊技巧 7. 异物阻塞诊断的影像学检查方法 8. 异物阻塞的治疗方法 9. 支气管的结构特征对异物阻塞的影响	1. 呼吸道刺激症状的产生原因和表现 2. 胸部运动受限的产生原因和后果 3. 肺呼吸音减弱的产生原因和表现 4. 肺部叩诊浊音的产生原因 5. 气道阻塞的原因、表现和诊断 6. 儿科医生的问诊技巧 7. 异物阻塞诊断的影像学检查方法 8. 异物阻塞的治疗方法 9. 支气管的结构特征对异物阻塞的影响

五、案例 7：爱吸烟的老王

问题导向式教学法
Problem-Based Learning（PBL）
（教师版）
爱吸烟的老王
课程名称：基础医学类 PBL 教学案例
案例主题：慢性支气管炎、肺气肿、气胸
使用年级：一年级
撰写者：张　芳
审查者：赵　霏

一、案例设计缘由与目的
（一）涵盖的课程概念
"爱吸烟的老王"是人体结构模块的案例，以长期吸烟的老年患者出现慢性支气管炎、肺气肿（慢性支气管炎伴肺气肿）合并气胸作为切入点，引导学生对呼吸系统的内容进行全面综合的讨论和学习。本案例描述了与气管、支气管、肺和胸膜腔等呼吸器官密切相关的慢性支气管炎、肺气肿合并气胸，患者表现为咳嗽、咳痰、喘息和胸痛等症状，这些是日常生活中嗜好吸烟的老年人经常会出现的情境，是个体问题，也是群体问题。

学生在学习本课程中，会探讨有关呼吸系统的各种议题，如大体和微观结构（解剖和组织学）、功能（生理和生化）、损伤反应（病理）、治疗（药理）及护理（护理和急诊），也可以讨论亲子关系和禁烟的社会问题（人文社会）。

（二）涵盖的学科内容

解剖层面：呼吸系统是如何构成的？各部分的结构特点、功能、血供及神经支配是什么？胸部的解剖结构是什么？

组织层面：肺泡上皮主要由哪几类细胞组成？肺损伤后肺泡上皮在修复与更新过程中有何重要性？

生理层面：呼吸系统有何生理功能？呼吸系统与循环系统的生理功能有什么联系？

病理层面：慢性支气管炎、肺气肿的病理机制如何？吸烟与慢性支气管炎、肺气肿有何关系？气胸如何形成？

药理层面：胸痛常用药物有什么？滥用镇痛药有何严重后果？

神经层面：胸壁和胸膜的神经分布如何？气胸引起胸痛的机制中，疼痛的信息是如何传递的？镇痛药与神经信息传递有何关联？

护理层面：如何治疗大量气胸的患者并使之尽快康复？

行为层面：吸烟有哪些危害？如何有效控烟？

社区层面：对于有不良行为生活习惯的患者，家人应该扮演怎样的社会角色？承担怎样的社会责任？

（三）案例摘要

本案例是有关吸烟所致慢性支气管炎、肺气肿合并右侧气胸的病例。患者为62岁男性，有长期吸烟史，难以戒烟。患者3年前开始出现频繁咳嗽、咳痰伴喘息，每年发病持续3个月，痰多为黄色，量或多或少。其曾经在外院行胸部X线检查，提示为慢性支气管炎肺气肿，经多次抗感染、祛痰等对症治疗后症状缓解。今年春节前夕，患者和家人旅游后出现剧烈咳嗽伴右侧胸痛，自行服用镇痛药但效果甚微，胸痛加剧，于是家人护送其到某三甲医院就诊。听诊右侧肺部呼吸音明显减弱，局部叩诊呈鼓音，于是老王被收住院治疗。

（四）案例关键词

咳嗽、吸烟、戒烟、胸痛、放射摄影术

二、整体案例教学目标

（一）学生应具备的背景知识

学生需要具备基础医学中有关呼吸系统的组织结构、解剖结构、生理功能及病理方面的知识。

（二）学习议题或目标

1. 群体 – 社区 – 制度（population，P）

(1) 慢性支气管炎、肺气肿主要发生在哪类人群？

(2) 控烟多年，为何收效甚微？如何才能让控烟措施真正"落地"？

(3) 对于有不良行为生活习惯的患者，家人应该扮演怎样的社会角色？承担怎样的社会责任？

2. 行为 – 习惯 – 伦理（behavior，B）

(1) 老王的肺部疾病与他的生活习惯有没有关联？

(2) 长期吸烟的人会有怎样的行为改变？

(3) 镇痛药的滥用有何严重后果？

3. 生命 – 自然 – 科学（life science，L）

(1) 呼吸系统的正常解剖与组织结构是什么？

(2) 胸部的影像解剖结构是什么？

(3) 引起咳嗽、胸痛的病理生理机制是什么？

三、整体案例的教师指引

1. 学生并不需要深入了解肺部疾病的手术及药物治疗等临床问题。

2. 学生对生命科学可能会有特别重视的趋势，所以请适时适当地鼓励学生考虑并讨论一些社会经济行为的议题，包括控烟和主动吸烟/被动吸烟产生的危害。

第一幕

老王今年 62 岁，是一名资深作家，经常熬夜写作。他平常喜爱吸烟，感觉找不到写作灵感时，吸支烟就能才思泉涌了。他每天抽 1～2 包，已有 30 余年。目前他儿孙满堂，妻贤子孝，日子过得相当舒心。唯一遗憾的是家里孙辈总嫌弃他身上有一股浓烟味而不愿接近他。儿女及老伴曾多次劝告老王戒烟，但他总是笑呵呵地用"饭后一支烟，赛过活神仙"来搪塞，总也不肯戒烟，家人只好不了了之。

3 年前开始，老王开始频繁出现咳嗽、咳痰伴喘息的症状，每年持续约 3 个月，尤其是到冬天的时候，更加难熬，基本早上一睁眼就是一阵猛烈的咳嗽，后面发展成半夜也会咳醒，有时感到憋气，喘不上来气，需要大口呼吸，痰多，为黄色，量或多或少，最多时每天约 100ml。他曾经在某医院就诊，胸部 X 线检查结果提示为双侧胸廓膨隆，横膈低平，两肺纹理增粗模糊、透亮度增强，诊断为慢性支气管炎。医生根据老王的情况给予了抗感染、祛痰等对症治疗，并且建议家属要监督老王戒烟。不过，老王一旦治疗后感到好转，就照样烟不离手，家人多次劝导无效，只好听之任之。3年间他的咳嗽反反复复，一直没有痊愈。

关键词

吸烟、咳嗽、咳痰、喘息、肺纹理增粗

学习重点

1. 呼吸系统的解剖结构和组织功能。

2. 胸部的正常影像解剖（X线）。

3. 慢性支气管炎的临床表现、诊断。

4. 老年人长期咳嗽的原因和产生机制。

5. 长期吸烟对肺脏的影响。

提示问题

1. 胸廓的解剖形态是什么？胸廓膨隆有什么临床意义？

2. 横膈是什么解剖结构？有什么作用？横膈低平有什么临床意义？

3. 肺纹理主要是什么解剖结构？肺纹理增粗模糊有什么临床意义？

4. 老年人咳嗽、咳痰的常见原因有哪些？

5. 对于有不良行为生活习惯的患者，家人应该扮演怎样的社会角色？承担怎样的社会责任？

可能的学习主题 / 议题（包括但不限于）：见表 4-7。

表 4-7　"爱吸烟的老王"第一幕讨论记录

已知信息	关键问题 / 假设	需要进一步了解的信息	学习主题
● 62 岁作家，吸烟 30 年，1～2 包 / 天 ● 3 年前出现咳嗽、咳痰伴喘息症状，冬天尤甚 ● 晨起咳嗽、半夜咳醒 ● 憋气、大口呼吸 ● 痰多、黄色，最多时每天 100ml ● X 线检查：胸廓膨隆，横膈低平，双肺纹理增粗模糊，双肺透亮度增强 ● 慢性支气管炎 ● 咳嗽反复 ● 家人劝戒烟无效	1. 长期大量吸烟对呼吸功能有影响 2. 咳嗽、咳痰、喘息是否提示肺功能受损 3. 为什么冬天咳嗽症状会严重 4. 长期咳嗽会造成呼吸困难吗 5. 胸廓膨隆，横膈低平提示什么 6. X 线检查双肺纹理增粗模糊提示什么 7. 慢性支气管炎的表现和诊断 8. 家人为何劝其戒烟无效	1. 长期大量吸烟对呼吸功能的影响 2. 咳嗽、咳痰、喘息是什么疾病的症状 3. 气温降低对受损肺功能的影响 4. 产生喘息的原因 5. 胸廓膨隆，横膈低平的临床意义 6. 正常 X 线下双肺纹理的表现，纹理增粗模糊的临床意义 7. 慢性支气管炎的原因、表现、诊断 8. 咳嗽久治不愈是否与吸烟有直接关系	1. 长期大量吸烟的危害 2. 咳嗽、咳痰、喘息是什么疾病的症状 3. 气温降低对受损肺功能的影响 4. 产生喘息的原因 5. 胸廓膨隆，横膈低平的临床意义 6. 正常 X 线下双肺纹理的表现，纹理增粗模糊的临床意义 7. 慢性支气管炎的原因、表现、诊断 8. 如何劝导戒烟

第二幕

今年春节前夕，老王与家人到冰城哈尔滨旅游。刚下飞机，凛冽的寒风就让老王感到喉头发痒，一直想咳嗽，胸口也隐隐发痛。有天去冰雪大世界游玩，小孙子兴高采烈地爬上冰滑梯，让爷爷推自己一下。难得孩子和自己亲近，老王不忍心拒绝，使劲向前一推，当时没觉得什么，只是返家后，老王感觉疲惫不堪，出现剧烈咳嗽伴右侧胸痛，以为是旅途劳累引发旧疾，没太在意，从私人药店买了一瓶镇痛药来吃，但镇痛效果甚微。在一次剧烈咳嗽后，老王疼痛突然加剧，伴发呼吸困难、面色青紫。家人措手不及，赶紧护送老王到厦门某三甲医院呼吸内科就诊。接诊医生给老王听诊，发现右侧肺部呼吸音较左侧明显减弱，局部叩诊呈鼓音。于是老王被收住院治疗。

医生紧急开出心电图、血常规和胸部 X 线影像学检查。患者自诉喘不上气，呼吸困难加重，疼痛进行性加重，无法耐受。体温上升至 39.3℃，焦虑情绪明显，在医生告知等检查结果出来后才能诊断及治疗后，情绪进一步急躁，要求医生先给予镇痛药处理再配合检查。此时患者家属也急躁起来，要求医生尽快治疗。经医生及护士劝说后焦躁情绪缓解，配合检查，检查结果如下。

(1) 血常规：实验室检查示外周白细胞 13×10^9/L，其中中性粒细胞百分比 0.88，提示增高，血红蛋白、红细胞压积及电解质水平正常。

(2) 12 导联心电图示窦性心动过速。

(3) 胸部 X 线片示中度右侧胸膜渗出、右侧气胸、纵隔积气。

经医生诊断，患者出现肺气肿伴发气胸。患者有右侧气胸，并有纵隔炎引起的脓毒症表现。立即给予控制气道、呼吸及循环（ABC）支持，包括放置右侧胸导管、补充水液、应用广谱抗生素等治疗。不久后老王病愈出院，医生再三叮嘱不要再吸烟，老王连连点头表示一定听从医嘱。

关键词

咳嗽、胸痛、呼吸困难、叩诊鼓音、气胸、纵隔炎

学习重点 / 提示问题

1. 吸烟与肺部病变（慢性支气管炎、肺气肿）有何关系？

2. 胸部有哪些器官？形态和位置是什么？胸痛可能是哪些结构发生了病变？

3. 镇痛药的作用机制有哪些？自行购买镇痛药会有什么危险？

4. 医生对患者的胸痛应做什么了解？老年人突然右侧胸痛的常见原因有哪些？

5. 肺在胸部的体表投影是什么？如何定位？肺的听诊和触诊有何意义？

6. 老年患者多数有基础疾病，就诊时医生需要考虑什么？

7. 吸烟有哪些危害？如何有效控烟？

可能的学习主题 / 议题（包括但不限于）：见表 4-8。

表4-8　"爱吸烟的老王"第二幕讨论记录

已知信息	关键问题/假设	需要进一步了解的信息	学习主题
• 使劲，回家后疲惫不堪 • 激烈咳嗽伴右侧胸痛 • 镇痛药不起效 • 疼痛突然加剧，伴发呼吸困难、面色青紫 • 呼吸音减弱，叩诊鼓音 • 呼吸困难加重 • 疼痛加剧 • 体温上升、焦虑情绪 • 白细胞计数、中性粒细胞百分比增高 • 窦性心动过速 • 右侧胸膜渗出，纵隔积气 • 肺气肿伴右侧气胸 • 纵隔炎伴脓毒症 • 医嘱戒烟	1. 用力过猛是否为诱因 2. 咳嗽伴胸痛提示累及呼吸系统 3. 自行服用镇痛药的后果 4. 疼痛加剧，呼吸困难，面色青紫意味着缺氧 5. 体格检查呼吸音减弱意味着什么 6. 体温上升、白细胞计数增高提示感染，可能原因是什么 7. 心动过速意味着什么 8. 气胸的表现是什么？对呼吸功能的影响是什么 9. 有效戒烟的方式	1. 老年慢性支气管炎如何引发肺气肿 2. 咳嗽伴胸痛可能的原因和发生机制 3. 自行服用镇痛药的后果 4. 呼吸系统受损的影响 5. 呼吸音减弱的原因和机制 6. 机体感染的可能原因、表现和诊断 7. 心动过速的可能原因 8. 气胸的产生原因、机制、表现和后果 9. 有效劝导戒烟的方式	1. 老年慢性支气管炎如何引发肺气肿 2. 咳嗽伴胸痛可能的原因和发生机制 3. 自行服用镇痛药的后果 4. 呼吸系统受损的影响 5. 呼吸音减弱的原因和机制 6. 机体感染的可能原因、表现和诊断 7. 心动过速意味着什么 8. 气胸的产生原因、机制、表现和后果 9. 有效劝导戒烟的方式

第5章　适用于二年级医学生的基础医学 PBL 案例

一、本阶段课程和学生特点

作为二年级医学生，通过《生理学》《生物化学与分子生物学》《医学遗传学》《医学微生物学》《医学免疫学》《人体寄生虫学》《病理学》等课程的学习，掌握关于病原体的致病机制、机体的免疫反应、疾病的病因、发病机制、发病时器官和组织细胞的形态结构与功能代谢变化、疾病转归和结局及相关研究进展等知识。可通过 PBL 学习，熟悉疾病的发生、发展和转归过程，以及病理变化和对生理功能的影响，进而理解和感受疾病复杂和变化的特性。

二、案例8：旅游带回来的"礼物"

问题导向式教学法

Problem-Based Learning（PBL）

（教师版）

旅游带回来的"礼物"

课程名称：基础医学类 PBL 教学案例

案例主题：肝吸虫病

使用年级：二年级

撰写者：殷祎隆

审查者：赵　霏

一、案例设计缘由与目的

（一）涵盖的课程概念

旅游带回来的"礼物"是为了学习讨论人体寄生虫学知识所制作的一个案例。以旅游美食这一常见的人群行为为切入点，结合真实病例，引导学生以肝吸虫病为例系统学习和讨论"食源性寄生虫病"的来龙去脉。而这一类疾病不但具有寄生虫病的代表性，也是人民群众日渐迫切所关注和讨论的具有普遍意义的医学卫生问题。

本案例旨在让学生思考：①病史采集具有重要性，尤其是饮食和接触史既直观又很有可能提供重要的、极具价值的医学信息，但很多时候，出于各种原因，就被医生忽略了；②系统探讨肝吸虫病涉及形态学、生物学、临床与诊断、流行与防治方面的知识；③人群对疾病的拓展性认知，包括常见医学常识的认知程度、医疗服务与医患关系、社会投诉与法制。

（二）涵盖的学科内容

解剖层面　右上腹组织器官，尤其肝胆及小肠形态结构、位置与功能。

组织层面　肝内胆管的组织微观结构。

生理层面　胆汁的成分，胆汁的分泌与排泄。

病理层面　胆汁瘀滞的形成、胆结石、胆道的病理性扩张及胆道继发性细菌感染的病理改变。

临床层面　肝吸虫病的临床表现、临床类型、诊断与鉴别诊断、药物治疗。

药物层面　吡喹酮的不良反应和处理方案。

行为方面　如何有效判定可能的食源性寄生虫病风险？

社会层面　食源性寄生虫病的卫生宣教，以及可行的法制制度保障和全方位的卫生监管体系。

（三）案例摘要

2021年来自杭州的阿月应朋友邀请赴广东省佛山市顺德区，品尝当地久负盛名的美食"鱼生"。回家1个月后，阿月陆续出现胸闷气短、胃痛、头痛、腰痛及全身酸痛等症状。先后3次就医检查，历经血常规、肝功能、心电图、^{13}C呼气试验、腹部脏器彩超、脑部CT及弓形虫抗体试验等，无明显疾病结果。后经临床医生详细采集病史后考虑肝吸虫感染，介绍患者去当地省疾控中心检查，遂经免疫血清学检查相关抗体予以确诊。

（四）案例关键词

鱼生、肝吸虫、疾控中心、免疫血清学检查、抗体

二、整体案例教学目标

（一）学生应具备的背景知识

学生需要具备基础医学中有关右上腹脏器、组织，尤其肝胆及小肠的解剖学、组织学、生理学、寄生虫学、免疫学等方面的知识。

（二）学习议题或目标

1. 群体–社区–制度（population，P） 食源性寄生虫病的卫生宣教，以及可行的法制制度保障和全方位的卫生监管体系。

2. 行为–习惯–伦理（behavior，B） 如何有效判定可能的食源性寄生虫病风险？

3. 生命–自然–科学（life science，L）

(1) 正规病史的采集应该如何进行，包括哪些方面的内容？

(2) 症状与疾病的关系。

(3) 肝吸虫病的临床表现、临床类型。

(4) 肝吸虫病的临床诊断方法。

(5) 肝吸虫病的流行与防治。

(6) 食源性寄生虫病的诊疗思路。

三、整体案例的教师指引

1. 如何全面有效地从病患处了解医学信息，怎样分析它的价值。

2. 引导学生发现疾病往往会出现复杂的临床表现，不是所有的这些表现，现代医学都可以产生逻辑严明的、自洽的分析与解释。

3. 引导学生讨论不同医学检查的价值与局限性，同时树立确诊手段或金标准这样的概念。

4. 医学关怀很多时候重于医疗救治。

第一幕

阿月今年 23 岁，就职于一家社教机构，从事英语教学工作。作为一名信息化社会背景下的女性青年，她不可避免地拥有两大属性特征：其一，拥有广泛的各类社交平台；其二，决不辜负旅游和美食。2021 年 9 月底，阿月应广东朋友的邀请来到其家乡佛山市顺德区，准备进行筹谋已久的"十一"假期旅行。俗话说，"食在广东，味在顺德"，而顺德"鱼生"则名扬于天下。又有人说：来顺德不吃鱼生，等于没来过顺德。以上信息对于阿月而言早已是铭刻于心，一心向往了。朋友对于阿月提前做的功课也大加赞美。于是，阿月来顺德的接风宴就被安排在了顺德当地最出名的鱼生店进行。作为资深鱼生爱好者，阿月平时嗜食的鱼生种类偏好三文鱼，而顺德当地则为淡水鱼。在试探性地吃了几片鱼生之后，阿月略觉失望，从而停箸，但作为本地人的朋友用怜悯的目光看完阿月之后，风卷残云般尽数吃完全部菜品。

从广东回来的次月中旬，一日清晨，阿月突然开始觉得"胃里一阵翻涌绞痛，连带着胸口也一起在痛，甚至有种喘不过气来的感觉"。于是，阿月去药店看了大夫，大夫说是"脾胃不好引起的放射性左胸痛"。阿月听闻遂绝了吃药的念想。"喝了一天半的粥后略有好转，但吃饭时依旧味如嚼蜡，胃中也一直如车辙碾压、泥水翻滚"。这种症状持续了约 2 周，期间又陆续出现了"低热、太阳穴痛、后脑勺痛、腰痛、右手腕小臂痛，直至浑身酸痛"等症状。

实际上，从初始发病的第 3 天，阿月就开始去正规医院看病了，2 周时间内在就诊医院门诊部先后做了 3 次检查，检查项目分别是：第一次，包含血常规、肝功能、心电图、^{13}C 呼气试验；第二次，包含肝、胆、脾、胰、双肾、输尿管、膀胱彩超；第三次，包含弓形虫抗体检测。检查结果如下。

1. 血常规结果，见表 5–1。

表 5-1 血常规结果

检验项目	结 果	单 位	参考范围
白细胞计数	5.45	10^9/L	4.0～10
中性粒细胞	56.7	%	50.0～70
淋巴细胞	28.6	%	20.0～40
单核细胞	8.3	%	3.0～10
嗜酸性粒细胞	6.2 ↑	%	0.5～5
嗜碱性粒细胞	0.2	%	0.0～1
中性粒细胞计数	3.09	10^9/L	2.0～7
淋巴细胞计数	1.56	10^9/L	0.8～4
单核细胞计数	0.45	10^9/L	0.12～1.0
嗜酸性粒细胞计数	0.34	10^9/L	0.02～0.5
嗜碱性粒细胞计数	0.01	10^9/L	0.00～0.1
红细胞计数	4.16	10^{12}/L	3.68～5.1
血红蛋白	126	g/L	120～160

↑. 偏高；↓. 偏低

2. 肝功能各项指标、心电图正常，^{13}C 呼气试验阴性。

3. 腹部彩超：各脏器组织未见明显异常。

4. 弓形虫抗体检测

(1) 弓形虫抗体 IgM：0.12（参考值＜ 0.60Index）。

(2) 弓形虫抗体 IgG：0.20（参考值＜ 3.00U/ml）。

除此类检查之外，每次大夫并没有向阿月询问太多的情况。而做弓形虫的检测，还是因为阿月自己在"百度"上寻查医学资料时，想到自己家养着猫，于是主动要求检查的。

与此同时，阿月的朋友也传出"连续几天高热不退""乏力、胃胀气"等，去医院检查出"肝脏指标爆炸性增高"等一系列不幸消息。据此，阿月突感人生残酷，不由萌生一念："我怕不是要倒霉吧。"

关键词

鱼生、腹痛、嗜酸性粒细胞增高、腹部彩超、弓形虫抗体

学习重点

1. 认识食源性传染性疾病。

2. 了解问诊常见问题及价值。

3. 了解腹部疾病常见的诊断方法。

提示问题

1. 什么是鱼生？你所熟悉饮食习惯有哪些？是否可取？理由是什么？

2. 阿月去看病，大夫有没有详细询问阿月旅食史？如果没有，为什么？这是否妥当？大夫对她的诊断措施有哪些？获得了哪些信息？

3. 阿月有没有可能得了传染病？

4. 阿月身上的各种症状如何理解？能不能确定就是腹部疾病或者就是消化系统疾病？

5. 放射性疼痛如何理解？

6. 阿月还需要做什么检查吗？可以做什么？为什么？

7. 阿月和她的朋友都去了医院看病，检查的项目为什么不一样？这样的检查应不应该一样？

8. 阿月和她的朋友是不是得了一样的疾病？为什么？

9. 阿月出现症状距离她旅食间隔 1 个月，能不能联系考虑？或是应该排除两者的因果关系？

可能的学习主题 / 议题（包括但不限于）： 见表 5-2。

表 5-2 "旅游带回来的'礼物'"第一幕讨论记录

已知信息	关键问题 / 假设	需要进一步了解的信息	学习主题
• 1 个月前食用鱼生	1. 胃痛与进食鱼生有关	1. 进食生冷食物对消化功能的影响	1. 进食生冷食物对消化功能的影响
• 胃痛、胸口痛、呼吸困难	2. 肠胃不好可引起胸痛	2. 胃痛引发浑身酸痛的可能原因和机制	2. 胃痛引发浑身酸痛的可能原因和机制
• 药店诊断脾胃不好引起的放射性左胸痛	3. 胃痛引发浑身痛的可能原因	3. 胃肠问题可否出现放射性胸痛	3. 胃肠问题可否出现放射性胸痛
• 胃痛 2 周，低热，太阳穴痛、后脑勺痛、腰痛、右手腕小臂痛，浑身酸痛	4. 嗜酸性粒细胞百分比增高意味着什么	4. 嗜酸性粒细胞百分比增高意味着什么	4. 嗜酸性粒细胞百分比增高意味着什么
• 嗜酸性粒细胞百分比升高	5. 为何开具肝功能、^{13}C 呼气试验检查	5. ^{13}C 呼气试验检查什么	5. ^{13}C 呼气试验应用指征
• 腹部彩超正常	6. 弓形虫感染的可能原因	6. 弓形虫感染的原因和表现	6. 弓形虫感染的原因和表现
• 心电图、肝功能正常	7. 朋友出现肝功能指标异常意味着什么	7. 肝功能指标改变意味着什么	7. 肝功能指标改变意味着什么
• 弓形虫抗体检测阴性	8. 医生采集病史的关键因素和重要性	8. 医生该如何采集病史	8. 医生采集病史的关键因素
• 朋友出现乏力、胃胀气、肝功能指标升高			
• 医生从未问过旅食史			

第二幕

2周后，阿月自觉胃痛的症状逐渐消失，但后脑勺放射痛持续加重，同时出现耳后淋巴结肿大。头痛和腰腿痛依旧明显。于是阿月决定换家医院再去就诊。同时，阿月的朋友也因其症状严重受到大夫的关注，"在做了多项检查找不出原因后询问饮食史，怀疑因进食鱼生感染了寄生虫"，遂进行了一系列寄生虫相关抗体检查。结果见表5-3。

表5-3　寄生虫相关抗体检查

弓形虫 IgG 抗体，ELISA 阴性（-）	肺吸虫 IgG 抗体，ELISA 阴性（-）
猪囊尾蚴 IgG 抗体，ELISA 阳性（+）	裂头蚴 IgG 抗体，ELISA 阳性（+）
日本血吸虫 IgG 抗体，ELISA 阴性（-）	

阿月获知朋友的消息后夜不能寐，想着"自己也可能是寄生虫上脑，要开刀手术了"。很快阿月就把其朋友感染寄生虫的结果告知给自己看病的大夫，大夫告知她本地的医院"做不了寄生虫抗体的检查"，建议"去省疾病控制中心"检查。阿月遵照大夫所说赶忙去了当地省疾控中心。抽血检查结果显示阿月"华支睾吸虫循环抗体"检测阳性。在报告单的下方还有"检测结果表明：此标本华支睾吸虫阳性，请结合流行病学史、血常规、影像学结果、临床症状等综合评估"的字样。

将结果报送至医生处，回复可确诊肝血吸虫感染，治疗该病的药物只有该市的市疾病控制中心有，需要患者自行取药。于是阿月又奔向市疾控中心，在出示了省疾控中心的报告单、医院的诊断证明及开药处方后终于拿到了治疗药物吡喹酮。遵医嘱服药，期间阿月自觉低热、头痛、胃痛依旧，甚至有加重趋势，1周后（停药3天后）始觉症状减轻。去医院复查血常规，异常结果见表5-4。

表5-4　复查血常规的异常结果

检验项目	结　果	参考范围
嗜酸性粒细胞计数	1500.0 ↑	50.0～300.0/μl
嗜酸性粒细胞百分数	19.6 ↑	0.4%～8.0%
嗜酸性粒细胞绝对数	1.51 ↑	（0.02～0.52）×10⁹/L

大夫在看完报告单后要求进行二轮服药，并于药程结束后再次复查血象。终于，阿月历经1个月的诊断治疗之后，嗜酸性粒细胞下降至正常水平，大夫说阿月痊愈了。

看病是告一段落了，但阿月清晰地认识到此次得病毫无疑问归咎于自己在顺德的旅食遭遇，于是 2 次致电商家要求其对自己的不幸做出赔偿，但商家理直气壮地回复道："你们已经就餐过后 1 个月才过来讲这件事情，这中间又不知道吃过什么，无法证明是我们店里的吃食导致你们得病的。"阿月气愤不过，又去拨打市长热线，但最终"这件事情就石沉大海，再无音讯"了。

关键词

猪囊尾蚴、裂头蚴、IgG 抗体阳性、吡喹酮、嗜酸性粒细胞计数、华支睾吸虫

学习重点

1. 认识华支睾吸虫病。

2. 寄生虫病的临床表现。

3. 寄生虫病的确诊方法。

4. 寄生虫感染后机体免疫过程。

5. 明确食源性寄生虫病的防治原则。

提示问题

1. 结合患者的最终诊断，说明患者病发 2 周后的持续症状与疾病的关系。

2. 阿月的最终诊断是在怎样的情况下被引导出现的？

3. 大夫终诊的方法是否合理？

4. 治疗过程中嗜酸性粒细胞计数较发病初期明显增高是何原因？

5. 吡喹酮的用法和使用时应该注意的事项。

6. 治疗药物是否有不良反应？如果有不良反应，是否可能导致患者在服用药物期间出现检验结果的异常？

7. 阿月是否真的痊愈了？评价标准是什么？文中所叙述的是否规范合理？

8. 新的认知：特殊药物的获取渠道的讨论——不是所有的药物医院都有。

9. 阿月未能通过与商家权谈及电话投诉手段保障自身利益。阿月的这种出发点是否妥当？阿月的行为为何无效？你有何建议？

可能的学习主题 / 议题（包括但不限于）：见表 5-5。

表 5-5 "旅游带回来的'礼物'"第二幕讨论记录

已知信息	关键问题 / 假设	需要进一步了解的信息	学习主题
● 后脑勺放射痛持续加重 ● 耳后淋巴结肿大 ● 头痛、腰腿痛依旧 ● 朋友猪囊尾蚴和裂头蚴抗体均阳性	1. 头痛、耳后淋巴结肿大说明损害累及头部 2. 寄生虫抗体阳性提示什么 3. 抗体产生的机制 4. 肝血吸虫病的表现、机制和诊断	1. 感染后病变为何会累及头部 2. 两种寄生虫抗体阳性提示什么 3. 抗体产生的机制 4. 肝血吸虫病的表现、机制和诊断	1. 寄生虫病的进展及其对机体的损害 2. 两种寄生虫病的区别 3. 寄生虫病中抗体产生的机制

（续表）

已知信息	关键问题 / 假设	需要进一步了解的信息	学习主题
● 华支睾吸虫循环抗体阳性 ● 确诊肝血吸虫病 ● 疾控中心取药：吡喹酮 ● 一轮服药后嗜酸性粒细胞依旧增高 ● 二轮服药后嗜酸性粒细胞下降至正常 ● 投诉商家未果	5. 吡喹酮的用药指征和作用机制 6. 治疗寄生虫类药物在一般医院无法获取 7. 为何首轮服药后嗜酸粒细胞依旧很高 8. 如何防治食源性寄生虫	5. 吡喹酮的用药指征和作用机制 6. 疾控中心的作用 7. 为何服药后嗜酸性粒细胞持续增高 8. 防治食源性寄生虫病的举措	4. 肝血吸虫病的表现、机制和诊断 5. 吡喹酮的用药指征和作用机制 6. 疾控中心的作用 7. 寄生虫病中嗜酸性粒细胞的变化 8. 防治食源性寄生虫病的举措

三、案例 9：幸福生活在哪里

问题导向式教学法
Problem-Based Learning（PBL）
（教师版）
幸福生活在哪里
课程名称：基础医学类 PBL 教学案例
案例主题：胃癌、尸检
使用年级：二年级
撰写者：甘红云
审查者：赵　霏

一、案例设计缘由与目的

（一）涵盖的课程概念

本案例以长期饮食不健康的农民王来运发生胃癌，因治疗不及时最终死亡的故事来学习恶性肿瘤的产生原因、发病机制、发展和临床表现。内容涉及解剖学、病理学、生理学、法医学等相关内容，旨在让学生探讨胃肠道肿瘤的发生机制，除饮食习惯外，社会心理因素是否也有影响。

（二）涵盖的学科内容

解剖层面　胃的形态、位置和功能是什么？

生理层面　消化功能的影响因素。

病理层面　胃癌细胞和胃癌组织的病理变化。

临床层面　胃癌的临床表现是什么？如何进行辅助检查、诊断及鉴别诊断和治疗？

照顾层面　对胃癌患者的照护。

行为层面　胃癌产生的影响因素有哪些？饮食习惯和社会、心理方面。

社会层面　健康饮食宣传。

（三）案例摘要

老实巴交的农民王来运每天辛勤劳作，老婆丽华不爱做饭，一到吃饭就用酸菜面和咸菜对付。长久以往，王来运罹患了胃癌，但因家境贫穷耽误了诊断和治疗，最终离世。老婆要求医院赔偿，不得已进行尸检来确定死因。

（四）案例关键词

腹部绞痛、呕吐、呕血、腹胀、胃癌、尸检

二、整体案例教学目标

（一）学生应具备的背景知识

具备胃等消化道的解剖位置、消化系统功能、胃癌细胞的病理改变、胃癌组织大体变化的病理学和法医学等相关知识。

（二）学习议题或目标

1. 群体 – 社区 – 制度（population，P）

(1) 医疗制度、尸体检查的相关规定。

(2) 农村医保相关政策和制度。

2. 行为 – 习惯 – 伦理（behavior，B）　不良饮食行为对消化道肿瘤发病的影响。

3. 生命 – 自然 – 科学（life science，L）

(1) 胃癌的原因、产生机制和影响因素。

(2) 胃癌的表现、诊断和治疗。

(3) 尸体检查的流程和结果。

(4) 癌症发病的社会、心理因素。

三、整体案例的教师指引

本案例是一个三幕案例，前两幕以王来运的发病、进展和诊断为主要情境，主要探讨恶性肿瘤的发病机制、表现和诊断。第三幕以王来运离世后家属要求尸检为故事主线，让学生感受临床工作中可能遇到的无奈，以及尸检结果对于死因的判断。培养其尊重患者、以患者为主的医生职业精神和珍惜当下的领悟。

第一幕

2012 年 7 月的一个傍晚，干了一天农活的王来运拖着疲惫的身体回到家，进门就在院里的躺椅上一躺，也不言语。吃饭的时候，王来运一看又是酸菜面和咸菜，一向老实温顺的他突然就发起火了："你这个懒婆娘，整天就知道东家长西家短的，就不能把饭做好点？"说完随便扒拉了几口饭，气呼呼地扔下碗筷进屋了。老婆丽华在一旁眼睛瞪得老大，嘴里嘟囔着："爱吃不吃，挣不了几个钱，脾气还不小哩，老娘还不伺候你了呢！"王来运老婆是村上出名的好吃懒做又不讲理的婆娘，别人都怕她，平时王来运对她非常忍让。丽华今天受了老公的气，干脆碗也不洗了，换了件衣裳就照例出门打麻将去了。

一直睡到晚上12点多的时候，王来运突然觉得肚子一阵阵疼痛，他试着换个姿势，趴着、侧卧都不行，而且疼痛越来越重了。他知道老毛病又犯了。王来运一看老婆还没回家，心里那个气呀。没办法他只得双手紧紧按着腹部忍着疼痛去倒水。在去厨房的路上，忽然觉得腹部一阵绞痛，顿时胃里翻江倒海，大口地吐了起来。王来运找来几片颠茄片吃了，坐在院里的板凳上等稍稍缓解了些就上床了。

第二天晚上睡到一两点的时候，突然觉得上腹部阵阵疼痛，时轻时重，慢慢整个腹部似乎都疼起来，王来运咯咯地咳了几声，咳出几口黄色黏稠的痰。老办法吃上镇痛药后大约半小时腹痛减轻了一些，不过他双手按着太阳穴直喊头疼。大半夜的家里也没别的药了，他只能硬忍着。

王来运的这个腹痛的毛病有几年了，不定期会犯，所以家里有常备的解痉镇痛药，每次犯了就吃上几粒，倒也管用。不过最近疼得更频繁，每次持续时间更长了，不得已药量也加大了。这几个月来王来运觉得没以前那么气力足，饭量也不好，但也还能照样干活。转眼快到中秋节了，可是最近20天王来运觉得肚子胀得厉害，几乎吃不下饭，一点力气都没有，一到家整个人就躺倒在床上。可老婆骂他是犯懒，不想干活挣钱。从前天开始，王来运不停地打嗝、嗳气，还不断吐出咖啡色的液体。丽华这下有点紧张了，看着不断消瘦的老公，无奈之下，她决定还是带老公去医院看看。

关键词

腹部绞痛、呕吐、颠茄片、咳痰、腹胀、疲惫乏力、呕血、消瘦

学习重点

1. 社会－心理因素对消化系统疾病的发生有什么影响？

2. 饮食生活习惯、营养状况对消化系统疾病的发生有什么影响？

3. 咳出黄色黏稠的痰可能是什么原因？

4. 腹胀可能是什么原因？

5. 呕出咖啡色样液体（胃出血）可能是什么原因？

6. 打嗝、嗳气是什么样的症状？哪些疾病可出现这些症状？

7.患者长期服用颠茄片对腹痛有缓解，其药理作用如何，有不良反应吗？有无潜在的隐患（止住了痛，掩盖了疾病的本质）？

提示问题

1.王来运一向老实，不轻易发火，长期心理压抑，夫妻关系不和谐，性格如何？这些社会、心理因素与他发病有没有关系？

2.王来运农务较重，饮食单调，是否可能营养不良？常食酸菜、咸菜，是否会影响消化功能，引起消化系统疾病？

3.王来运不定期发作腹痛，近来频繁并且加重，还伴有恶心、呕吐，消瘦、食欲差、无力，并呕出咖啡色样液体，可能是胃溃疡或胃癌吗？胃溃疡、胃癌的症状有哪些？可能的机制是什么？

4.解痉镇痛药（颠茄片）的药理作用？长期服用有无不良反应？

5.王来运直至出现一些很"严重"的症状了才去就医，这是什么原因导致的？

可能的学习主题／议题（包括但不限于）：见表5–6。

表5–6 "幸福生活在哪里"第一幕讨论记录

已知信息	关键问题／假设	需要进一步了解的信息	学习主题
● 长期食用酸菜面和咸菜 ● 一向老实温顺 ● 上腹部绞痛、呕吐 ● 自行服用颠茄片 ● 咳嗽、咳痰 ● 腹痛好几年 ● 最近疼痛加剧，镇痛药剂量加大也无效 ● 几乎吃不下饭 ● 腹胀、乏力、疲惫 ● 打嗝、嗳气 ● 吐出咖啡样液体 ● 消瘦 ● 从未就医	1.长期食用酸菜、咸菜是否会营养不良 2.长期食用腌制品对身体健康的影响 3.上腹部痛、呕吐可能累及何种脏器 4.颠茄片的作用机制和不良反应是什么 5.腹胀、乏力、食欲减退意味着什么 6.咖啡样液体可能是什么？是血液吗 7.腹痛为何会咳嗽、咳痰，意味着什么 8.身体不舒服几年，什么原因造成从未就医 9.王来运的性格与发病有关系吗	1.饮食单一是否会造成营养不良 2.长期食用腌制品对健康的影响 3.上腹部痛、呕吐是不是胃部疾病的表现 4.颠茄片的镇痛作用机制和不良反应 5.腹胀、乏力、食欲减退是何种原因 6.咖啡样液体是血液，意味着什么 7.咳嗽、咳痰是否提示病变已经累及呼吸系统 8.农村医保政策 9.王来运的性格如何？是否与发病有关	1.营养不良对健康的影响 2.长期食用腌制品对健康的影响 3.胃部疾病的临床表现 4.颠茄片的镇痛作用机制和不良反应 5.腹胀、乏力、食欲减退的可能原因 6.呕血的分类、原因与发病机制 7.腹痛后出现咳嗽、咳痰的可能机制 8.农村医保制度 9.王来运的性格与发病的关系（可提示C型人格）

第二幕

丽华雇了辆车拉着王来运来到县医院急诊科，急诊科大夫简单问询几句，又检查了一下王来运膨隆的腹部，把丽华拉到一边说："他的病有点重，我们这里看不了，你们还是赶快去省城医院吧，不要耽搁了！"丽华一听这话不干了，嚷嚷道："什么？你们看不了？检查都没做就敢说看不了？少吓唬我，老娘没那么多钱，就在这里看了！"王来运看着老婆的那副模样，也不知道说什么好。同来的王来运大哥吼了丽华两声，坚持赶快送去省城，这样才开车直接奔向省城最好的医院，到了医院急诊科，医生迅速安排了检查。

检查结果如下。

体格检查：患者男，43岁，全身情况差，慢性重病容，消瘦，左锁骨上可触及淋巴结，约黄豆大，中等硬度，无压痛，活动。心肺（－）。腹部膨隆，蛙腹状，腹壁静脉可见，腹式呼吸减弱。右上腹肋缘下锁骨中线内侧可触及蚕豆大之皮下结节2个，活动，中等硬，轻压痛。腹软，肝脾均未触及，肝上界在锁骨中线第五肋间，明显腹水征。余无异常。

实验室检查：红细胞 1.89×10^{12}/L ↓，血红蛋白 86g/L ↓，白细胞 31.3×10^9/L ↑，中性粒细胞 0.84 ↑，单核细胞 0.05，嗜酸性粒细胞 0.02，嗜碱性粒细胞 0.02，淋巴细胞 0.07（注：↑.偏高；↓.偏低）。

尿常规：脓细胞及白细胞少许，颗粒管型、蜡样管型及红细胞管型未见。

急诊科值班医生拿到各种检查单后，请普外科医生会诊，普外科医生要求查腹水。很快结果就出来了。

腹水：白细胞 0.66×10^6/L，红细胞 5.1×10^6/L，中性粒细胞 0.29，淋巴细胞 0.71，蛋白 34.1g/L，Rivalta 试验（＋）（注：浆膜黏蛋白定性试验，阳性说明为炎症引起的渗出液），细菌培养（－）。

综合以上检查情况，医生怀疑王来运患有消化系统肿瘤（肝肿瘤或胃部肿瘤），决定将他收治入院。

关键词

腹水征、消化系统肿瘤

学习重点

1. 胃癌或肝癌的临床症状有哪些？两者如何鉴别？

2. 胃癌的并发症有哪些？肝癌的并发症有哪些？

3. 胃癌的治疗原则如何？肝癌的治疗原则如何？

提示问题

1. 出现腹水，且检查结果为渗出液，说明什么？腹水从哪儿来的？

2. 锁骨上淋巴结肿大，"右上腹肋缘下锁骨中线内侧可触及蚕豆大之皮下结节2个"，这也是淋巴结吗？淋巴结肿大说明什么？

3. 腹软，肝脾均未触及，明显腹水征，肝脏未肿大，腹水如何形成？

4. 尿中出现白细胞是否提示病变累及泌尿系统？

5. 医生怀疑消化系统肿瘤，可能包括什么？还需要进一步做些什么检查来确诊？

可能的学习主题/议题（包括但不限于）：见表 5-7。

表 5-7 "幸福生活在哪里"第二幕讨论记录

已知信息	关键问题/假设	需要进一步了解的信息	学习主题
● 慢性重病容、消瘦、左锁骨上淋巴结肿大、腹部膨隆、蛙状腹 ● 右上腹肋缘下锁骨中线内侧可触及蚕豆大的皮下结节 ● 明显腹水征 ● 白细胞计数（中性粒细胞百分比）升高 ● 尿常规可见脓细胞和白细胞 ● 腹水中可见白细胞、红细胞、蛋白、渗出液 ● 怀疑消化道肿瘤（肝肿瘤或胃部肿瘤）	1. 淋巴结肿大的原因 2. 右上腹肋缘下锁骨中线内侧可触及蚕豆大的皮下结节是什么 3. 腹水征有什么表现 4. 腹水产生的原因和机制 5. 出现腹水是否提示肝脏病变 6. 白细胞计数升高，尿中、腹水中均可见白细胞提示什么 7. 医生为何怀疑消化道肿瘤 8. 下一步还需要做什么检查才能确诊	1. 淋巴结肿大的原因 2. 腹水征的表现 3. 腹水产生的原因和机制 4. 出现腹水一定提示肝脏疾病吗 5. 白细胞计数升高、腹水中均可见白细胞提示什么 6. 尿中也可见白细胞是否提示病变已累及泌尿系统 7. 消化道肿瘤的临床表现是什么 8. 怀疑肿瘤，需要做什么检查才能确诊	1. 淋巴结肿大的原因 2. 腹水征的表现 3. 腹水产生的原因和机制 4. 肝脏疾病的表现和诊断 5. 白细胞计数升高、腹水中均可见白细胞提示什么 6. 尿中可见白细胞的原因和产生机制 7. 消化道肿瘤的临床表现是什么？肝肿瘤和胃部肿瘤的诊断原则 8. 肿瘤诊断的检查

第三幕

王来运入院后进一步做了 B 超、X 线等几项检查，主治医师最后确定诊断为胃癌合并多器官转移，给予抗感染和支持疗法、放腹水等，在医院治疗 20 多天后，因王来运病情较重，一直不能进食，不断呕出咖啡色液体，最终死亡。老婆丽华没想到费了这么大的劲，东借西借花了将近 10 万元的医疗费，竟然最后人死了，丽华觉得太亏了，对院方不依不饶要讨个说法。最后经院方和家属协商，同意对尸体进行解剖。

尸检结果摘要：死者全身营养差，左锁骨上淋巴结肿大。腹部膨隆，腹腔内有黄色浑浊液 3330ml，大网膜与胃、横结肠粘连成一硬条，表面有灰白结节。肠系膜和腹膜粗糙，有灰白色结节和纤维蛋白，腹腔脏器和腹壁间有纤维性粘连。胃小弯后壁有一约 10cm×7cm×2cm 大小肿瘤，表面高低不平，有溃疡形成，并突破至小网膜囊内。镜检肿瘤排列成索状，瘤细胞大小不等，胞质少，核大深染，核分裂象可见。间质多少不等。肿瘤侵及浆膜层。胃小弯、肠系膜、左锁骨上等处淋巴结、大网膜及腹膜均有上述肿瘤转移。肝表面肝细胞受压萎缩。双肺水肿，变实，镜下见支气管及周围肺泡内中性粒细胞浸润。肾小管上皮细胞水肿。肠腔内有蛔虫及鞭毛虫。

此结果一出，丽华号啕大哭，此刻她的心里万分后悔，为什么丈夫活着的时候不对他好一些……可惜逝者已往，原本可以幸福的生活也不复存在。

关键词

胃癌、多器官转移、尸检、全身营养差、肿瘤细胞转移、胃溃疡、肠蛔虫

学习重点

1. 恶性肿瘤的发病原因都有哪些？如何更快速早期诊断恶性肿瘤？

2. 尸体检查的相关制度。

提示问题

1. 尸检的目的是什么？什么情况下，谁可以提出要求尸检？

2. 结合前两幕，大家觉得王来运发生胃癌的可能原因有哪些？

3. 对于恶性肿瘤的预防及治疗有什么新的想法？

可能的学习主题/议题（包括但不限于）： 见表5-8。

表5-8　"幸福在哪里"第三幕讨论记录

已知信息	关键问题/假设	需要进一步了解的信息	学习主题
● 胃癌合并多器官转移 ● 一直不能进食，不断呕血，最终死亡 ● 家属要求赔偿，协商后同意尸检 ● 腹腔内有黄色浑浊液3330ml ● 大网膜与胃横结肠粘连 ● 腹腔脏器和腹壁间粘连 ● 胃小弯后壁有10cm×7cm×2cm大小肿瘤 ● 瘤细胞镜下可见索状、大小不等、核分裂象 ● 肿瘤多处转移 ● 肺、肾小管有病变 ● 肠腔内有蛔虫及鞭毛虫	1. 胃癌的发生机制和表现 2. 不能进食、呕血，癌症末期如何治疗 3. 产生医疗纠纷时，协商后要求尸检 4. 各脏器为何会粘连 5. 腹腔内有大量腹水 6. 镜检为恶性肿瘤 7. 全身各器官被累及，癌细胞转移的途径是什么 8. 全身消瘦，是营养不良还是恶性肿瘤恶病质	1. 胃癌的表现和诊断 2. 恶性肿瘤患者如何治疗 3. 尸检的目的是什么？相关制度包括什么 4. 恶性肿瘤的并发症是什么 5. 肿瘤发生时，腹水产生的机制 6. 癌细胞的镜下表现包括什么 7. 癌症转移的途径包括哪些 8. 恶性肿瘤发生的影响因素包括哪些	1. 胃癌的表现和诊断 2. 恶性肿瘤患者的治疗原则 3. 尸检的目的和相关制度 4. 恶性肿瘤的并发症 5. 肿瘤发生时腹水产生的机制 6. 癌细胞的镜下表现包括什么 7. 癌症转移的途径包括哪些 8. 恶性肿瘤发生的影响因素

四、案例 10：小穆的烦恼

> 问题导向式教学法
> Problem-Based Learning（PBL）
> （教师版）
> 小穆的烦恼
> 课程名称：基础医学类 PBL 教学案例
> 案例主题：不孕症
> 使用年级：二年级
> 撰写者：马　戎
> 审查者：赵　霏

一、案例设计缘由与目的

（一）涵盖的课程概念

"小穆的烦恼"案例参考一对结婚多年未孕夫妻的情境。当下社会，由于生活压力过大、忙碌、身体原因等，年轻夫妻不孕的情况并不少见。本案例就针对这一现象，涉及组织学与胚胎学、解剖学等学科内容。让学生熟悉生殖方面相关知识，并了解相关诊断、检查和治疗技术。

（二）涵盖的学科内容

解剖层面　子宫、卵巢、输卵管的形态、位置和功能是什么？

胚胎层面　胚胎是如何形成的？

生理层面　正常胚胎着床、发育是怎样的？

病理层面　子宫内膜疾病、输卵管疾病如何影响生殖功能？

临床层面　不规则子宫出血、子宫内膜癌、输卵管阻塞的临床表现是什么？如何进行辅助检查、诊断及鉴别诊断？辅助生殖技术是什么？

照顾层面　社会、心理因素对于生殖功能的影响？

行为层面　不孕症如何发生，影响因素有哪些？

社会层面　健康宣教、生殖技术的相关法规。

（三）案例摘要

穆晓丽和丈夫小刚结婚多年，一直没有孩子。小穆想去医院做检查，丈夫以工作忙为借口不去。晓丽着急也没办法，2 年前母亲患子宫内膜癌去世后，她心情悲痛，一直有不规则阴道出血，服用中药治疗，但时好时坏，1 周前出血量增大，今晨晕倒，送医院检查后，经各项检查，诊断为子宫内膜增厚、原发性不孕、多囊卵巢综合征、贫血，经治疗后好转，建议辅助生殖技术。

（四）案例关键词

不规则阴道出血、子宫内膜癌、不孕症、多囊卵巢综合征、辅助生殖技术

二、整体案例教学目标

（一）学生应具备的背景知识

熟悉卵巢、子宫的解剖学位置和功能、胚胎的形成与发育过程相关知识。

（二）学习议题或目标

1. 群体 – 社区 – 制度（population，P） 辅助生殖技术的应用范围，相关法规。

2. 行为 – 习惯 – 伦理（behavior，B） 影响生殖功能的因素和行为。

3. 生命 – 自然 – 科学（life science，L）

(1) 胚胎的形成和发育过程。

(2) 不规则阴道出血的产生原因和机制。

(3) 不孕症的分类、原因和表现。

(4) 生殖系统疾病的表现和对生殖功能的影响。

(5) 辅助生殖技术包括什么？

三、整体案例的教师指引

本案例以不规则阴道出血为切入点，通过一系列检查最终确诊不孕症。教学过程中注意引导学生探讨医生判断的思路，开具出各项检查的目的，以及诊断和鉴别诊断的思考。临床上对于"原发性"的判断，有时是基于没有确切的、具体的病因，请同学们注意分辨原发性和继发性的区别，同时注意女性生殖保健健康教育和婚姻检查的重要性。

第一幕

小穆今年 34 岁，年轻时是个时尚爱玩的女孩，经常打扮得光鲜靓丽，超短裙、冷饮是她的最爱，由于追求美丽，经常节食减肥，"大姨妈"也一直不准，还有痛经。8 年前与男友小刚结婚。小刚经营一家餐厅，一直都很忙，婚后前几年夫妻两人各忙各的，日子过得好不舒服。随着年龄日渐增大，家里人开始催她俩生孩子。可是两个人依旧没当回事。5 年前，小穆的母亲诊断出子宫内膜癌，老人希望能看一眼孙辈。可两口子一直忙着在病床前照顾，压根没有时间。最后老人带着遗憾离世，小穆悲痛不已，情绪低落。大病一场，病好后好像换了一个人，辞了工作，专心照顾家庭，也一直和丈夫努力要孩子，可惜天不遂人愿，几年过去了，仍旧没有怀孕。因为结婚时没有做婚检，也不知道是谁的原因，小穆就想和丈夫一起去医院检查。可是小刚觉得自己没什么必要检查。小穆自己在社区医院咨询过，医生让她测基础体温，连续监测 1 个月后，医生告诉晓丽基础体温是单相型，还是建议她和丈夫到医院生殖中心进行系统检查。但小穆担心丈夫的态度，所以检查的事情一拖再拖。

2 年前小穆出现间断的或多或少的阴道出血，她觉得可能是自己压力太大，没有重视，只是在朋友介绍的中医诊所服用中药治疗，但时好时坏，月经也极不规律。为此小穆十分苦恼，觉得自己还没有生孩子，又得了妇科病，情绪非常低落，也不愿意去医院。1 周前忙活着做完家务后，阴道出血突然增多，并伴有大的血块。今天早餐后小穆收拾餐桌时突然晕倒，小刚急忙打 120 送入医院。

小穆到达医院，急救后转入妇产科。医生的检查结果如下：体温 38.1℃，脉搏 76 次 / 分，呼吸 30 次 / 分，血压 90/60mmHg；身高 165cm，体重 75kg，一般情况尚可，贫血面容。皮肤黏膜苍白，口唇多毛，下腹部阴毛轻度菱形分布；心、肺（－），腹软，下腹部轻压痛，无明显反跳痛及肌紧张，肝、脾未及。

妇科检查：外阴已婚未产型，阴道通畅，有中等量暗红色血，宫颈光滑，有暗红色血液自宫颈口流出，无异常脱出物；子宫前位，正常大小，活动尚可，质中，轻压痛，双附件未及肿物，轻压痛，提示可能有盆腔炎症。

血常规：HGB 67g/L，WBC 10.6×10^9/L，中性粒细胞 76%，血小板正常。

盆腔彩色 B 超：子宫 6.8cm × 5.6cm × 4.5cm，内膜增厚不均回声 1.8cm，血流信号丰富，RI 0.35，双附件正常，提示子宫内膜增厚。

化验结果：ESR 34mm/h、CRP 轻度升高，LH/FSH=3.1，T 功能异常升高，提示凝血功能正常。

关键词

月经不调、子宫内膜癌、单项型基础体温、阴道出血、妇科检查、凝血功能

学习重点 / 提示问题

1. 小穆年轻时减肥、穿超短裙、爱吃冷饮、月经不调、痛经等，会不会影响她怀孕？

2. 婚后 8 年未孕是否有异常，妊娠的条件有哪些？导致不孕的病因有哪些？

3. 何为单相型基础体温？单相型体温提示小穆有不排卵的问题。

4. 夫妻两口子未做婚检，长期不就医的原因可能是什么？例如，医疗知识不足，精神压力大，保守观念？

5. 小穆出现间断的或多或少的阴道出血，是否与压力大相关？出现异常阴道出血与妇科内分泌、肿瘤、出血性疾病等相关。

6. 小穆突然晕倒：可能与心、脑及低血压、低血糖、贫血等相关。

7. 身高 165cm，体重 75kg，患者体重指数 27.5kg/m²，是否正常？肥胖是否会影响受孕？小穆肥胖还贫血，原因是什么？

8. "口唇多毛，下腹部阴毛轻度菱形分布"，正常女性阴毛为倒三角分布，提示患者多毛，可能的原因有哪些？

9. 妇科检查中的压痛提示可能存在盆腔炎症，盆腔炎症的诊断标准有哪些？

10. 检查可以看出小穆可能贫血，同时伴阴道有出血，为什么要查凝血功能？

可能的学习主题/议题（包括但不限于）：见表5-9。

表5-9　"小穆的烦恼"第一幕讨论记录

已知信息	关键问题/假设	需要进一步了解的信息	学习主题
● 结婚8年未生育女性 ● 年轻时爱穿超短裙、喜冷饮，月经不规律 ● 母亲子宫内膜癌离世 ● 着急要孩子，心理压力大 ● 没有婚检，一直未就诊 ● 丈夫忙，不愿检查 ● 单相型基础体温 ● 阴道不规则出血2年余 ● 阴道出血增多并伴大血块7天，突然晕倒 ● 身高165cm，体重75kg ● 血常规检查提示贫血 ● 白细胞计数（中性粒细胞百分比）升高 ● 妇检压痛提示盆腔炎 ● 凝血功能正常	1. 妊娠的条件是什么 2. 年轻时受凉、月经不规律，痛经是否会影响生育功能 3. 子宫内膜癌是否会遗传 4. 没有婚检，不肯就医的可能原因 5. 单相型基础体温提示什么 6. 阴道不规则出血的可能原因是什么 7. 贫血的表现和原因 8. 盆腔炎的表现和诊断 9. 为何要查凝血功能	1. 影响妊娠的因素，包括身体和心理方面 2. 月经和胚胎的形成，两者之间的关系 3. 子宫内膜癌的表现和发病因素 4. 没有婚检，不肯就医的可能原因 5. 排卵过程中的体温变化是什么 6. 阴道不规则出血的原因 7. 贫血的表现，贫血与肥胖的关系 8. 盆腔炎的表现和诊断 9. 凝血功能检查的意义	1. 影响妊娠的因素 2. 月经不调机制和对生殖功能的影响 3. 子宫内膜癌的表现和发病因素 4. 没有婚检，不肯就医的可能原因 5. 排卵过程中的体温变化 6. 阴道不规则出血的原因 7. 贫血的表现，贫血与肥胖的关系 8. 盆腔炎的表现和诊断 9. 凝血功能检查的意义

第二幕

医生详细询问病情，小穆告诉医生：初潮13岁，月经不规律10年余，10～20天/60～90天，近2年月经淋漓不尽，量时多时少，在社区门诊口服抗生素及止血药治疗，效果不佳，未行其他检查。婚后体重增长明显，因准备怀孕，未减肥，但面部汗毛增多，影响美观，这让小穆十分苦恼。B超提示小穆子宫内膜增厚，这也让她十分恐慌，因为妈妈就是患子宫内膜癌去世。入院后小刚才发现自己对妻子关心不够，决定彻底检查一下一直不孕的原因，配合治疗。

结合小穆的病史，医生又做了输卵管碘油造影术，子宫内膜分段诊刮术、宫腔镜检查、B超检测排卵。检查结果如下：输卵管造影检查可见双侧输卵管通畅，走行良好。子宫内膜病理检查显示，子宫内膜复杂性增生，部分区域中至重度非典型增生。宫腔镜检查显示，宫颈管未见异常，宫腔8.5cm，内膜弥漫样增厚，部分呈息肉样突起，右侧宫角内膜突起明显，可见异形血管。同时小刚的精液检查正常。

结合患者的病史，临床表现及相关的检查，医生做出如下诊断：子宫内膜中至重度非典型增生，原发不孕症，多囊卵巢综合征，盆腔炎，中度贫血。根据病情给予如下治疗：①止血治疗；②抗感染治疗；③输血治疗（全血 400ml）；④口服醋酸甲羟孕酮每天 250mg，共 3 个月，3 个月后复查宫腔镜；⑤建议辅助生殖技术助孕。住院 1 周后，小穆症状明显缓解，出院继续治疗。

关键词

输卵管碘油造影术、子宫内膜分段诊刮术、宫腔镜检查、原发不孕症、多囊卵巢综合征、辅助生殖技术

学习重点 / 提示问题

1. 子宫内膜增厚的病因、分类、临床表现和治疗。

2. 子宫内膜增厚与子宫内膜癌有关系吗？

3. 多毛的病因有哪些，如何治疗？

4. 多囊卵巢综合征（PCOS）的临床表现、发病机制、诊断标准。

5. PCOS 与不孕症的关系及治疗。

6. 如何帮助小穆降低发生子宫内膜癌的风险？

7. 为何建议辅助生殖技术助孕？

可能的学习主题 / 议题（包括但不限于）：见表 5–10。

表 5–10 "小穆的烦恼"第二幕讨论记录

已知信息	关键问题 / 假设	需要进一步了解的信息	学习主题
● 13 岁初潮，月经不规律 10 余年 ● 近 2 年月经淋漓不尽 ● 口服抗生素及止血药治疗效果不佳 ● 面部汗毛增多 ● B 超提示子宫内膜增厚 ● 输卵管造影检查可见双侧输卵管通畅 ● 子宫内膜病理检查：子宫内膜复杂性增生 ● 宫腔镜：内膜弥漫样增厚，部分呈息肉样突起 ● 小刚精液检查正常 ● 原发性不孕、多囊卵巢综合征 ● 建议辅助生殖技术	1. 阴道不规则出血用止血药和抗炎治疗为何无效 2. 多毛的原因和产生机制 3. 子宫内膜增厚的病因、分类和临床表现 4. 子宫内膜增厚与子宫内膜癌有直接关系吗？小穆会得子宫内膜癌吗 5. 多囊卵巢综合征的临床表现、发病机制和诊断 6. 多囊卵囊综合征会引起不孕吗 7. 原发性不孕的原因和发病机制 8. 辅助生殖技术的适用范围	1. 阴道不规则出血的治疗方案 2. 体表多毛的原因和机制 3. 子宫内膜增厚的病因、分类和临床表现 4. 子宫内膜癌的家族性分析、病理分型和临床表现 5. 多囊卵巢综合征的临床表现、发病机制和诊断 6. 多囊卵巢综合征与不孕的关系 7. 原发性不孕的原因和发病机制 8. 辅助生殖技术的适用范围	1. 阴道不规则出血的治疗方案 2. 体表多毛的原因和机制 3. 子宫内膜增厚的病因、分类和临床表现 4. 子宫内膜癌的家族性分析、癌前病变和临床表现 5. 多囊卵巢综合征的临床表现、发病机制和诊断 6. 多囊卵巢综合征的后果 7. 原发性不孕的原因和发病机制 8. 辅助生殖技术的适用范围和相关制度

五、案例11：马兰花晕倒了

问题导向式教学法
Problem-Based Learning（PBL）
（教师版）
马兰花晕倒了
课程名称：基础医学类 PBL 教学案例
案例主题：风心病、心脏病
使用年级：二年级
撰写者：窦春江
审查者：赵　霏

一、案例设计缘由与目的

（一）涵盖的课程概念

"马兰花晕倒了"取自频繁感冒后引发风心病和心力衰竭及一系列并发症的故事情境，内容涉及解剖学、病理学和诊断学等内容。目的在于让学生进一步理解病毒反复感染的严重后果及风心病的诊断和原因，出现的循环系统和呼吸系统的病理变化和表现。

（二）涵盖的学科内容

解剖层面　心脏的位置、构成和功能是什么？

生理层面　循环系统功能如何实现？心脏的生理功能如何？

病理层面　风心病中对心肌的损害是怎样？

临床层面　风心病、心力衰竭、二尖瓣狭窄的临床表现是什么？如何进行辅助检查、诊断及鉴别诊断、初步治疗？

药理层面　感冒药、毛花苷 C、吗啡药理机制是什么？

照顾层面　频繁感冒的患者如何做好自身防护和照顾？

行为层面　风心病、心力衰竭如何发生，影响因素有哪些？

社会层面　相关健康宣教、农村医疗保障相关制度。

（三）案例摘要

马兰花是一名 35 岁的农村妇女，长期劳累，6 年间反复出现低热、肌肉酸痛等"感冒"症状，因经济原因自行购置感冒药服用后症状好转，3 年前出现咳嗽、咳白痰等症状，半年前出现双下肢水肿、恶心等症状，1 周前咳血痰晕倒。送医后经一系列检查诊断为风心病、二尖瓣狭窄伴反流、心力衰竭等疾病，急救后症状好转，终因经济原因出院。

（四）案例关键词

风心病、二尖瓣狭窄伴关闭不全、心力衰竭、心房颤动、心律失常

二、整体案例教学目标

（一）学生应具备的背景知识

应具备心脏的构成、位置等解剖学、风心病的心肌细胞病理学及相关循环功能、心脏功能等生理学知识。

（二）学习议题或目标

1. 群体 – 社区 – 制度（population，P） 农村医疗保障相关制度。

2. 行为 – 习惯 – 伦理（behavior，B） 长期病毒感染对机体的影响。

3. 生命 – 自然 – 科学（life science，L）

(1) 风心病的原因、产生机制和临床表现。

(2) 心力衰竭的原因、机制、临床表现和诊断。

(3) 二尖瓣狭窄的临床表现、影响因素和诊断。

(4) 心房颤动和心律失常的产生原因和机制。

三、整体案例的教师指引

本案例中涉及部分诊断学知识，如异常心音的诊断、心电图的阅读等，可不作为学习重点。引导学生将注意放到疾病产生的机制和对生理功能的影响上。

第一幕

今年 35 岁的马兰花是一位老实本分的农村妇女，与丈夫刘军结婚后，育有一儿一女，平素少言寡语，不善与邻里之间交流。女儿于去年初三毕业后因家庭经济困难而辍学，在家帮母亲务农。小儿子今年上小学五年级。丈夫长年外出打工，公婆均年过七旬且体弱多病，家中所有农活均由马兰花包揽。6 年前曾因间断咽痛、低热及全身肌肉关节酸痛，自认为是普通感冒，加之较年轻，遂自行购买感冒药口服，症状有所好转。近 3 年上述症状间或发生，并经常出现咳嗽、咳白痰、痰量不多，时有胸闷、心慌、气短，考虑自己可能是身体素质较差，劳累过度，再加上感冒所致，所以一直没去医院检查，每次都是口服感冒药，往往休息几天后就能好转。

半年前，马兰花开始出现双小腿水肿，时轻时重，严重时穿鞋困难，并有疲乏、食欲下降、恶心等。婆婆于昨天晨起突然晕倒摔伤，丈夫责备其照顾不周，情绪非常低落，下午在田间锄地时突觉胸口憋闷、气短、剧烈咳嗽，伴血痰 1 次后恐惧晕倒，家人发现后迅速送往当地县医院。

关键词

感冒、咳嗽、胸闷、心慌、水肿、疲乏、血痰、心力衰竭

学习重点 / 提示问题

1. 年轻女性易患的内科疾病有哪些？

2. 本例农村妇女长期不就医的原因是什么？例如，可能医疗知识不足，可能家境困难，家庭负担较重。

3. 经常咳嗽，咳白痰，痰量不多，时有胸闷、心慌、气短：引起这些症状的原因可能与呼吸系统疾病和循环系统疾病有关。

4. 疲乏、食欲下降、恶心：可能与消化系统疾病有关，也可能与呼吸系统疾病和循环系统疾病有关。

5. 双下肢水肿：可能与肺、心、肾系统的疾病相关。

可能的学习主题/议题（包括但不限于）：见表5-11。

表5-11 "马兰花晕倒了"第一幕讨论记录

已知信息	关键问题/假设	需要进一步了解的信息	学习主题
● 年轻农村妇女，家境困难 ● 长期劳累 ● 间断咽痛、低热及全身肌肉关节酸痛6年 ● 经常咳嗽、咳白痰、痰量不多 ● 自行服用感冒药好转 ● 时有胸闷、心慌、气短3年 ● 双下肢水肿、疲乏、食欲下降、恶心半年 ● 胸口憋闷、气短、咳嗽，少量咳痰带有血丝1天 ● 因恐惧晕倒 ● 因责备心情低落	1. 频繁感冒可能是什么原因 2. 服用感冒药后症状好转提示什么 3. 咳嗽、咳白痰提示什么 4. 胸闷、心慌、气短的可能原因是什么？仅仅是呼吸系统问题吗 5. 双下肢水肿的可能原因和机制是什么 6. 长期低热、全身酸痛提示什么 7. 本例中社会、心理因素对疾病的发生、发展有什么影响	1. 频繁感冒的原因？会不会对机体有影响 2. 感冒的症状和感冒药的作用机制 3. 白痰的产生机制和可能原因 4. 胸闷、心慌、气短所涉及的器官和可能疾病 5. 水肿的产生原因和机制 6. 长期低热、全身酸痛的可能原因 7. 家庭环境、心理因素对发病、进展的影响	1. 频繁感冒的原因，对机体的影响 2. 感冒的症状和感冒药的作用机制 3. 白痰的产生机制和可能原因 4. 胸闷、心慌、气短所涉及的器官和可能的疾病 5. 水肿的产生原因和机制 6. 长期低热、全身酸痛的可能原因 7. 家庭环境、心理因素对发病、进展的影响

第二幕

马兰花到达医院急诊科后，医生的检查结果如下：体温36.7℃，脉搏46次/分，呼吸30次/分，血压137/89mmHg。呼吸急促，口唇发绀，颈静脉怒张，双肺底可听到小水泡音。心界向左下扩大，心率约80次/分，心律不规整，心尖部可听到3/6级收缩期粗糙的吹风样杂音，向左腋下传导，并可听到舒张期隆隆样杂音。肝脏于右锁骨中线肋缘下3.0cm，有压痛，质地Ⅲ度硬，肝颈静脉回流征阳性，脾未触及，双下肢凹陷性水肿。

辅助检查：血常规显示，WBC 10.0×10^9/L，中性粒细胞70%，淋巴细胞30%。

肾功能显示，血尿素氮（BUN）6.8mmol/L（正常值 3.6～7.1mmol/L），血清肌酐（Scr）110μmol/L（正常值：男 60～120μmol/L，女 50～105μmol/L）。

心电图：可见心率加快或者一些不特异的 ST-T 改变，提示心律失常、心房颤动（图 5-1）。

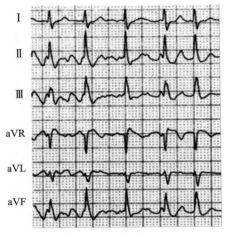

图 5-1　心电图检查

心脏超声检查：左心房轻度增大，左心室中度增大，右心室轻度增大，左心室射血分数（LVEF）为 0.38，正常值 0.50，二尖瓣轻度狭窄合并中度反流。

结合患者的病史，临床表现及相关的检查，医生做出如下诊断：风心病、二尖瓣狭窄合并关闭不全、慢性心力衰竭急性发作、心律失常和心房颤动。随即开具医嘱：心电监护，高流量鼻管吸氧；呋塞米（速尿），20mg，立即静脉推注；建立静脉通道；吗啡 5mg，肌内注射；5%GS 300ml + 毛花苷 C 0.4mg，静脉滴注。

6 小时后，马兰花症状明显缓解，因经济原因，要求出院。

关键词

心力衰竭、风心病、心脏扩大、二尖瓣狭窄合并关闭不全、心律失常、心房颤动

学习重点 / 提示问题

1. 风湿性心脏病的产生原因、发生机制和诊断。

2. 心力衰竭的原因、机制和临床表现有哪些？

3. 二尖瓣狭窄合并关闭不全是风心病的并发症吗？产生机制？

4. 患者出现"呼吸急促，口唇发绀"可能存在的原因？

5. 为何会出现心房颤动和心律不齐？

6. 颈静脉怒张，除了腔静脉压升高，还可能有其他原因吗？

7. 心界扩大的病理原因有哪些？

8. 血常规结果可排除感染，为什么要查此项目？

9. 肾功能检查可排除肾功能受损，为什么要检查此项目？

10. 风心病二尖瓣狭窄合并关闭不全如何治疗？以马兰花的经济条件能否实现？

可能的学习主题/议题（包括但不限于）： 见表5-12。

表5-12　"马兰花晕倒了"第二幕讨论记录

已知信息	关键问题/假设	需要进一步了解的信息	学习主题
● 呼吸急促，口唇发绀，颈静脉怒张，双肺底可听到小水泡音 ● 心界扩大，心律不齐 ● 心尖部可听到3/6级收缩期粗糙吹风样杂音 ● 舒张期隆隆样杂音 ● 肝颈静脉回流征阳性 ● 双下肢凹陷性水肿 ● 血、尿常规正常 ● 心电图提示心房颤动 ● 心脏超声提示二尖瓣狭窄合并反流 ● 射血分数下降 ● 风湿性心脏病，急性心力衰竭	1. 呼吸急促，口唇发绀，颈静脉怒张提示什么 2. 肺底的小水泡音提示什么？产生机制是什么 3. 心界扩大的体表投影 4. 心尖部杂音的产生原因和可能疾病 5. 肝颈静脉回流征提示什么 6. 查血、尿常规的意义 7. 心房颤动产生的原因 8. 二尖瓣狭窄合并反流的表现和后果 9. 左心室射血分数说明什么 10. 风湿性心脏病和心力衰竭的表现与治疗有哪些	1. 呼吸急促，口唇发绀，颈静脉怒张的原因 2. 肺底小水泡音的产生机制 3. 心脏扩大的原因机制 4. 心尖部杂音的产生机制和原因 5. 肝颈静脉回流征阳性的原因和机制 6. 心脏疾病查血、尿常规的意义何在 7. 心房颤动产生的原因 8. 二尖瓣狭窄合并反流的表现和后果 9. 射血分数的计算和意义 10. 风湿性心脏病和心力衰竭的表现与治疗	1. 呼吸急促，口唇发绀，颈静脉怒张的原因 2. 肺底小水泡音的产生机制 3. 心脏扩大的原因机制 4. 心尖部杂音的产生机制和原因 5. 肝颈静脉回流征阳性的原因和机制 6. 心脏疾病查血、尿常规的意义 7. 心房颤动产生的原因 8. 二尖瓣狭窄合并反流的表现和后果 9. 射血分数的计算和意义 10. 风湿性心脏病和心力衰竭的表现与治疗

第6章　适用于三年级医学生的基础医学 PBL 案例

一、本阶段学习课程和学生特点

作为三年级医学生，通过《药理学》《病理生理学》《流行病学》《预防医学》《医学心理学》《医学伦理学》《卫生法学》《诊断学》《社会医学》等课程的学习，掌握疾病发生后相关机体功能的改变，社会及心理因素对于疾病发生、发展的影响，不同症状和体征的意义，疾病的传播和其对于公共卫生的危害影响及相关卫生法规等知识。此阶段的学生已经有一定的医学知识储备，但缺乏将其融会贯通、举一反三的能力，需要借助案例培养综合应用的临床技能。

二、案例 12："美味"的陷阱

> 问题导向式教学法
> Problem-Based Learning（PBL）
> （教师版）
> "美味"的陷阱
> 课程名称：基础医学类 PBL 教学案例
> 案例主题：中毒性菌痢、休克、酸中毒
> 使用年级：三年级
> 撰写者：温小云
> 审查者：赵　霏

一、案例设计缘由与目的
（一）涵盖的课程概念

本案例描述 9 岁男童食用雨水浸湿的青枣后出现中毒性痢疾、脱水和酸中毒，导致感染性休克，入院后病情反复、凶险，治疗过程中又出现应激性胃溃疡和消化道大出血，最终经过一系列治疗转危为安，痊愈出院。内容涉及《病理生理学》《药理学》相关内容，疾病的诊断不难，但多病突发，如何展开治疗才是关键所在。目的在于让学生感受临床实际中患者病情凶险的情境，探讨此情境下治疗的原则，药物的使用等问题，培养医生临危不乱、谨慎又大胆的品质。

（二）涵盖的学科内容

解剖层面 消化道的组成和结构。

生理层面 消化功能的影响因素。

病理及病生层面 食物中毒的原因、痢疾、脱水、酸中毒、休克产生的机制。

临床层面 中毒性痢疾、感染性休克、脱水、重度酸中毒、应激性溃疡、消化道出血的诊断和治疗原则。

药理层面 氯丙嗪、毛花苷C、肾上腺素、山莨菪碱等药物的作用机制。

照顾层面 对休克、脱水、酸中毒、消化道出血患者的照顾。

行为层面 儿童胃肠道疾病的发病原因。

社会层面 儿童饮食健康宣传。

（三）案例摘要

晨晨9岁，某日食用雨水打湿的青枣后出现腹痛、频繁腹泻、呕吐、高热等症状，送医后发现晨晨出现四肢湿冷，皮肤上有斑块状花纹，血压测不出等休克症状，诊断为中毒性痢疾、感染性休克、脱水、重度酸中毒，立即给予扩充血容量、纠正酸中毒、抗菌消炎等处理。晨晨病情凶险又反复，入院15小时内又出现应激性溃疡和消化道大出血的情况，最终在输血等一系列治疗后痊愈出院。

（四）案例关键词

中毒性痢疾、感染性休克、脱水、重度酸中毒、应激性溃疡、消化道出血、儿童食品卫生

二、整体案例教学目标

（一）学生应具备的背景知识

本案例中涉及的酸中毒、休克、脱水等均是《病理生理学》中讲授的重点，而食物中毒、细菌性痢疾等感染性疾病在《生理学》《微生物学》等课程中学习过。案例中急救所应用的药品在《药理学》中也介绍过。

（二）学习议题或目标

1. 群体 – 社区 – 制度（population，P） 儿童食品卫生安全制度。

2. 行为 – 习惯 – 伦理（behavior，B） 儿童好发胃肠道疾病的原因。

3. 生命 – 自然 – 科学（life science，L）

(1) 中毒性痢疾、感染性休克、脱水、重度酸中毒、应激性溃疡、消化道出血的诊断与治疗原则。

(2) 临床抢救原则。

三、整体案例的教师指引

本案例的疾病诊断不难，目的在于模拟临床实际情境，当面临患者病情凶险、多样、反复，治疗不及时就可能抢救不过来的后果时，如何能抓住治疗中的轻重缓

急，理解各种疾病之间的相关性，给以正确而有效的治疗措施，是医生需要在临床实践工作中逐步培养出来的能力。

第一幕

晨晨是一个活泼可爱的小男孩，今年 9 岁，留着讨喜的锅盖头，每天放学后喜欢和村里的小朋友一起到村口的空地上踢足球。空地旁边有一大片枣树林，每到秋天都结满了大红枣。这个周末放学后，晨晨又和几个要好的小伙伴一起来到了枣树林旁边的空地上踢球。刚下完雨的初秋，风轻云淡，到处充满了清新的气息，他们酣畅淋漓地踢了一场球后，都觉得肚子有些饿了，于是纷纷爬到树上去摘枣。虽然还没熟透，味道也不怎么好，但是小伙伴在一起吃什么都是香的。回家吃完饭不久，晨晨就肚子不舒服，起初妈妈也没在意，让他赶快写作业。晨晨写着写着就趴在桌子上"睡着了"，妈妈摸了一下晨晨的额头，好烫！爸爸妈妈立刻带着晨晨去了村里的卫生所。量体温 39.8℃，医生给晨晨吃了些退热药，让回家继续观察。

翌日凌晨腹痛加剧，同时频繁拉肚子，半小时到 1 小时一次。起初是水样，后来伴有黏液脓血样大便从肛门排出，每次量不多，恶臭。尿少而黄，呕吐 1 次，呕吐物为咖啡样。同时寒战，随后体温达 41℃。爸爸妈妈一看情况不对立刻带他赶往县医院。在急诊室医生发现晨晨四肢湿冷，皮肤上有斑块状花纹，血压测不出，立即急诊入院抢救。

体格检查：体温 41.5℃，脉搏几乎摸不到，呼吸 60 次 / 分，血压测不出，神志不清，烦躁不安，面色呈土灰色，四肢厥冷，肢端及嘴唇发绀，皮肤弹性差，口唇干燥，舌质红，苔黄，脉细数，双瞳孔等大，对光反射迟钝，心音低钝，心率 176 次 / 分。双肺未闻及啰音，腹柔软不胀，肝在右肋下 2.5cm，质软，脾未扪及。红细胞 435 万 /mm^3，血红蛋白 100g/L；白细胞 45 000/mm^3，中性粒细胞 88%，淋巴细胞 12%；尿蛋白（－），镜检未见管型。大便镜检显示黏液，红细胞（＋＋）/ HP，脓细胞（＋＋）/HP，巨噬细胞 1～2/HP；血液 pH=7.25，碳酸氢盐试验 AB 12.5mmol/L，SB 21mmol/L。

关键词

腹痛、腹泻、脓血样大便、咖啡样呕吐物、四肢发绀、血压测不出

学习重点

1. 儿童急性胃肠炎的常见原因及临床表现。

2. 感染性休克的常见原因及临床表现。

3. 不明原因发热能直接用退热药吗？不明原因发热的治疗原则。

4. 细菌性痢疾的临床表现。

5. 呕出咖啡色样液体（胃出血）可能是什么原因？

6. 休克时微循环变化特点。

7. 急性胃肠炎（细菌性痢疾）、胃溃疡、十二指肠溃疡的鉴别诊断。

提示问题

1. 9 岁的孩子独自在外面吃东西需要注意什么？尤其是新鲜采摘的瓜果蔬菜直接吃会有什么样的影响？

2. 晨晨出现频繁腹泻、呕吐，可能引起的消化系统疾病是急性胃肠炎？痢疾？胃溃疡？十二指肠溃疡？这些疾病的发病原因都有哪些？

3. 正常人每天的尿量是多少？晨晨的尿量为什么明显减少？

4. 晨晨呕吐 1 次，呕吐物为咖啡样，可能的原因和机制是什么？

5. 晨晨四肢湿冷，皮肤上有斑块状花纹，血压测不出，这是什么原因导致的？

6. 儿童正常大便中会不会有红细胞和脓细胞？ AB 和 SB 代表什么？正常值是多少？

可能的学习主题 / 议题（包括但不限于）：见表 6-1。

表 6-1　"'美味'的陷阱"第一幕讨论记录

已知信息	关键问题 / 假设	需要进一步了解的信息	学习主题
● 吃下淋了雨水的枣 ● 肚子不舒服"睡着了" ● 体温 39.8℃，吃退热药 ● 腹痛加剧，频繁腹泻 ● 水样 - 黏液脓血便，恶臭，尿少而黄 ● 呕吐物呈咖啡样液体 ● 寒战，体温 41℃ ● 四肢湿冷，皮肤上有斑块状花纹，血压测不出 ● 昏迷，烦躁，口唇发绀，对光反射迟钝，心率 176 次 / 分 ● 中性粒细胞升高 ● 大便镜检：脓细胞、红细胞 ● 血液 pH 7.25，AB＜SB	1. 食物不洁对儿童有什么影响？与雨水有关吗 2. 体温升高至 39.8℃可以服用退热药吗 3. 腹痛、频繁腹泻的可能原因是什么 4. 尿少的原因 5. 大便不同性状提示什么疾病 6. 呕吐咖啡样液体提示什么？是胃出血吗 7. 四肢湿冷、皮肤斑块状花纹提示什么 8. 对光反射消失说明什么 9. 血液检查中 AB＜SB 提示什么	1. 儿童饮食需要注意什么安全问题 2. 发热后何时、何种情况可用退热药 3. 腹痛、腹泻的可能原因是什么 4. 少尿的原因和机制 5. 大便不同性状的原因 6. 消化道出血的表现，不同颜色的呕吐物提示什么 7. 休克的临床表现 8. 对光反射的形成和意义 9. 血液检查中 AB 和 SB 各是什么？ AB＜SB 提示什么	1. 儿童饮食卫生问题 2. 退热药的使用原则和应用指征 3. 腹痛、腹泻的可能原因 4. 少尿的原因和机制 5. 大便不同性状的原因和疾病 6. 消化道出血的表现，不同颜色的呕吐物提示什么 7. 休克的临床表现 8. 对光反射形成和意义 9. 血液检查中 AB 和 SB 的意义

第二幕

结合病史、查体及实验室检查，李主任做出主要诊断：中毒性痢疾，感染性休克，脱水，重度酸中毒。立即吸氧，同时静脉注射氯丙嗪 25mg，晨晨很快进入了昏昏沉沉的冬眠状态。配合物理降温，在头、颈、腋下及腹股沟放置冰袋，酒精浴，体温降至 36～36.8℃。接着快速扩充血容量，6 小时内输入 5% 碳酸氢钠 300ml，平衡盐 500ml，低分子右旋糖酐 500ml，10% 葡萄糖 500ml。补液过程中给予毛花苷 C 0.4mg。

经过初步扩充血容量，开始注射血管活性药物山莨菪碱，每 15 分钟一次；去甲基肾上腺素 2mg 静脉滴注，并用大剂量激素、抗生素、能量合剂和维生素等。血压升至 70/40mmHg，但不稳定。入院后晨晨一直无尿。经过分析，可能是由于血容量不足，酸中毒未完全纠正。后测定 AB 为 16.9mmol/L，又补充 5% 碳酸氢钠溶液 250ml，并滴入异丙基肾上腺素，收缩压波动在 75～80mmHg。晨晨于入院 15 小时内突然连续呕吐咖啡色液体 7～8 次，总量达 500ml。主任分析认为发生应激性溃疡并发消化道大出血，经静脉滴入对羧基苄胺及输血，消化道出血停止，于入院后 24 小时内血压维持在 90～100/60～70mmHg。

晨晨于入院第 4 天脱险，共住院 18 天痊愈出院。事后妈妈问医生晨晨这次生病的主要原因会不会是吃了没熟的青枣。可是其他小朋友也吃了，不也好好的吗？医生解释说因为没有留样，现在很难判断是青枣惹的祸，还是当天下午的饭有问题，总之要注意卫生才是最重要的。后来晨晨还是喜欢去小树林玩，但是他只吃红枣，而且是洗干净的红枣，同时在他心中有了一个坚定的想法：长大后要做医生！

关键词

中毒性痢疾、感染性休克、脱水、重度酸中毒、应激性溃疡、消化道出血

学习重点

1. 休克的分期及各期的主要变化。

2. 休克治疗的基本原则。

3. 酸中毒与休克的关系，休克治疗中纠正酸中毒的意义。

4. 应激性溃疡和消化道大出血。

5. 休克抢救中激素的应用原则。

6. 血管活性药物的分类和作用机制。

7. 饮食卫生与儿童健康。

提示问题

1. 诊断结果提示多病突发，情况凶险，治疗原则是什么？该最先治疗什么？

2. 为什么要用氯丙嗪？扩容时为什么要用那么多种液体？

3. 强心药和激素的作用是什么？

4. 观察尿量在抢救休克中有什么意义？

5. 休克抢救中容易忽视的问题：血容量不足，酸中毒未完全纠正，应激性溃疡并发消化道大出血。

6. 简述急救措施：补液，纠正酸中毒，血管活性药物，升血压药，强心，物理和药物结合降体温。

7. 中毒性菌痢并发感染性休克的机制？如何更快速采取急救措施？

8. 对于中毒性菌痢并发感染性休克的预防及诊断治疗有什么新的想法？

可能的学习主题 / 议题（包括但不限于）：见表 6-2。

表 6-2　"'美味'的陷阱"第二幕讨论记录

已知信息	关键问题 / 假设	需要进一步了解的信息	学习主题
● 中毒性痢疾、感染性休克、脱水、重度酸中毒 ● 吸氧、注射氯丙嗪、降温、扩充血容量、补液、毛花苷 C ● 血管活性药物、去甲肾上腺素、大量激素、抗生素 ● 血压不稳定，一直无尿 ● 未能纠正酸中毒，AB 为 16.9mmol/L ● 异丙基肾上腺素 ● 连续呕吐咖啡色液体 ● 应激性溃疡并发消化道大出血，止血、输血 ● 血压维持于 90～100/60～70mmHg ● 住院第 4 天脱离危险期 ● 住院 18 天痊愈出院	1. 同时诊断中毒性痢疾、感染性休克、脱水、重度酸中毒，治疗原则是什么 2. 注射氯丙嗪的作用 3. 为何先扩充血容量，大量补液 4. 血管活性药物和激素的作用是什么 5. 一直无尿的原因 6. AB 为 16.9mmol/L 为何提示酸中毒还没有纠正 7. 应激性溃疡的原因和表现 8. 消化道大出血的治疗原则 9. 儿童血压维持于 90～100/60～70mmHg 是否提示脱离危险期	1. 中毒性痢疾、感染性休克、脱水、重度酸中毒的治疗原则是什么 2. 同时突发多病，抢救原则是什么 3. 氯丙嗪的作用机制 4. 补液的机制和原则 5. 血管活性药物和激素的作用 6. 尿量变化提示什么 7. 酸中毒的纠正方法和诊断依据 8. 应激性溃疡的原因和表现 9. 消化道大出血的治疗原则 10. 儿童正常血压值	1. 中毒性痢疾、感染性休克、脱水、重度酸中毒的治疗原则 2. 同时突发多病的抢救原则 3. 氯丙嗪的作用机制 4. 补液的机制和原则 5. 血管活性药物和激素的作用 6. 观测尿量在治疗休克中的意义 7. 酸中毒的纠正方法和诊断依据 8. 应激性溃疡的原因和表现 9. 消化道大出血的治疗原则 10. 儿童正常血压值

三、案例 13：老赵的呼噜

问题导向式教学法

Problem-Based Learning（PBL）

（教师版）

老赵的呼噜

课程名称：基础医学类 PBL 教学案例

案例主题：睡眠呼吸暂停综合征

使用年级：三年级

撰写者：张雅青

审查者：宋　雷

一、案例设计缘由与目的

（一）涵盖的课程概念

"老赵的呼噜"以呼吸暂停综合征为背景故事，以日常老年人经常出现的"呼噜声"为切入点，提示学生关注睡眠呼吸暂停的产生原因、机制和后果。内容涉及解剖学、生理学部分内容。

（二）涵盖的学科内容

解剖层面　呼吸、睡眠的中枢结构？形态和位置是什么？

生理层面　呼吸和睡眠周期的过程和调控，打鼾的原因和机制。

病理层面　呼吸、睡眠过程的影响因素。

临床层面　睡眠呼吸暂停综合征的临床表现是什么？如何进行辅助检查、诊断及鉴别诊断、初步治疗？

照顾层面　为何要关注老年人的睡眠状态？

行为层面　睡眠呼吸暂停综合征如何发生，影响因素有哪些？

社会层面　相关健康宣教。

（三）案例摘要

老赵年轻时睡觉就打呼噜，年龄大了后尤其嗜睡，有时白天也能睡着，晚上打呼噜也更加严重，曾经还因为这个影响了工作。就医后进行睡眠监测，发现其睡眠过程中存在呼吸暂停和低通气的现象，最终诊断为睡眠呼吸暂停综合征，并因为长期缺氧发生轻微脑卒中。所幸发现的早，最后经过治疗后好转出院。

（四）案例关键词

打鼾、嗜睡、睡眠监测、呼吸暂停、低通气、睡眠呼吸暂停综合征、脑卒中

二、整体案例教学目标

（一）学生应具备的背景知识

应具备呼吸系统、睡眠中枢结构和功能的解剖学、呼吸和睡眠周期及功能的生理学知识、特殊检查（睡眠监测）和脑电图的原理等知识。

（二）学习议题或目标

1. 群体 – 社区 – 制度（population，P）

(1) 对于睡眠呼吸暂停征的健康宣传和知识普及。

(2) 公交车驾驶员的身体条件要求。

2. 行为 – 习惯 – 伦理（behavior，B） 老年人高血压、高血脂对于呼吸功能和睡眠功能的影响。

3. 生命 – 自然 – 科学（life science，L）

(1) 呼吸周期和睡眠周期。

(2) 睡眠呼吸暂停综合征的原因、机制和影响因素。

(3) 睡眠呼吸暂停综合征的表现、诊断和治疗。

三、整体案例的教师指引

本案例以睡觉打鼾这一常见的情境入手，揭示睡眠呼吸暂停综合征的表现和诊断。提醒学生注意日常生活中的小问题也可能隐藏着大的健康隐患，临床工作中要注意采集病史和细心观察。

第一幕

老赵师傅是一名有着 20 多年驾龄的老司机，在公交车公司工作了多年，从来没出现过交通事故。最近不知道咋回事，明明晚上睡得挺好，时间也足够，第二天上班开车时总是莫名地集中不了注意力。这不，今天就差点出了事故，公交车刹车不及时撞上了隔离绿化带，所幸没人受伤。事故原因调查竟然是"疲劳驾驶"？老赵觉得挺费解，自己每晚至少睡 8 小时，而且睡着后还会打鼾，曾经因为鼾声太响引来邻居投诉，觉得自己的确是"睡着"了。后来老赵离开了公交车队，他决定好好调养身体，并没有找新的工作。2 年时间，妻子觉得老赵睡得越来越好，每晚都打呼噜，吹泡，恨不得用唾沫吹泡，然后就是呼呼声，声音特别大，听那鼾声，肯定睡得特香。不过，老赵有时候白天看电视也会睡着，而且不用 5 分钟，就能听见他的呼噜声。

妻子觉着有问题，想让老赵去医院，但老赵觉得就是睡觉和打鼾的小事，不值得大张旗鼓地去检查。自己上网查到个"嗜睡症"，学着"偏方"：晚上睡前喝一碗花椒水，试过一段时间也没啥用。某天，老赵独自在家，燃气上烧着水，但是他坐在躺椅上又睡着了，幸亏妻子及时回来才没酿成火灾。迫不得已，老赵去了医院。

检查结果如下：体温 36.5℃，脉搏 76 次 / 分，呼吸 16 次 / 分，血压 160/95mmHg；

身高 175cm，体重 85kg，BMI 27.7kg/m²，颈围 42cm。一般情况尚可。血糖、肝功能、肾功能及甲状腺功能等实验室检查均正常。X 线检查，软腭长 7cm。老赵说，他年轻时起就有一个"呼噜（打鼾）大王"的称号。睡眠时发出震耳的鼾声，时高时低，此伏彼起。有时突然鼾声停止，1 秒、2 秒……50 多秒，还没听到呼吸的声音，使家人十分恐慌，怕老赵憋死，但他往往翻了个身后，连续发出"嘎嘎"声音，接着又是连续不断的鼾声。夜间会多次上厕所。这些年随着年龄的增加，他打鼾的症状越来越严重，而且出现高血压，最近才戒烟（烟龄约 30 年）。早晨醒后感觉头痛、口干；暴躁易怒，白天易疲惫、嗜睡，甚至在工作或驾车时睡着；注意力不集中或记忆力下降，手足麻木。

关键词

嗜睡、打鼾、呼吸暂停、嗜睡症、注意力不集中、高血压

学习重点 / 提示问题

1. 睡眠时间与睡眠质量有何区别？从睡眠时间上讲，睡眠充足，但开车时却睡着了，是什么原因？

2. 睡觉打鼾的原因、机制和对身体的危害有哪些？

3. 本案例老赵长期不就医的原因是什么：听信偏方？医疗知识不足？

4. 嗜睡症的原因、机制和诊断？老赵的表现属于嗜睡症吗？

5. 医生为什么要开具血糖、肝功能、肾功能及甲状腺功能检查？

6. 睡眠时呼吸暂停，结合病史，还需要做什么检查？

7. 老赵为什么会暴躁易怒、手足麻木？

8. 长期吸烟对老赵的身体有没有影响？如呼吸功能？

可能的学习主题 / 议题（包括但不限于）： 见表 6–3。

表 6–3 "老赵的呼噜"第一幕讨论记录

已知信息	关键问题 / 假设	需要进一步了解的信息	学习主题
● 疲劳驾驶 ● 睡觉时间充裕，但注意力无法集中 ● 睡觉打鼾，声音很大 ● 白天嗜睡，容易睡着 ● BMI 27.7kg/m²，肥胖 ● 嗜睡症，睡眠呼吸暂停 ● 血糖、肝功能、肾功能及甲状腺功能等实验室检查均正常	1. 疲劳驾驶的原因及后果 2. 睡眠时间和睡眠质量的区别 3. 睡觉打鼾的原因和机制 4. 睡觉呼吸暂停的原因和机制 5. 嗜睡症的原因和表现	1. 公交车司机的身体状况要求及疲劳驾驶的预防 2. 睡眠状况和睡眠质量的评估 3. 打鼾的原因、机制和对身体的影响 4. 睡觉呼吸暂停的原因和机制	1. 如何预防疲劳驾驶 2. 睡眠状况和睡眠质量的评估 3. 打鼾的原因、机制及其对身体的影响 4. 睡觉呼吸暂停的原因和机制 5. 嗜睡症的原因、表现和诊断

（续表）

已知信息	关键问题/假设	需要进一步了解的信息	学习主题
● 高血压，吸烟30年，晨醒后感觉头痛、口干；暴躁易怒，白天易疲惫、嗜睡，注意力不集中或记忆力下降，手足麻木	6. 肥胖、高血糖、高血压与睡眠呼吸暂停的关系 7. 嗜睡对肝肾功能和甲状腺功能的影响 8. 社会-心理因素对睡眠状态的影响	5. 嗜睡症的原因、表现和诊断 6. 影响睡眠呼吸暂停的因素有哪些 7. 嗜睡对肝功能、肾功能和甲状腺功能的影响 8. 社会-心理因素对睡眠状态的影响	6. 影响睡眠呼吸暂停的因素 7. 嗜睡对肝功能、肾功能和甲状腺功能的影响 8. 社会-心理因素对睡眠状态的影响

第二幕

老赵住进医院，因为他白天嗜睡，晚上打呼噜，医生开了一项特殊的检查：多导睡眠监测。结果令人大为吃惊。老赵于入院当天20点45分睡下，睡眠监测开始，直到第二天6点35分起床，监测结束。结果显示，赵先生真正睡着的时间大概从21点58分开始，从他睡着的那一刻起，他的呼吸就时有时无。在老赵的睡眠监测图上，医生发现第1小时呼吸暂停80次，恰恰在鼾声波形最强烈的时候，呼吸波变成横线，也就是说老赵在打呼噜的同时停止了呼吸。

第一次呼吸暂停出现在21点59分，暂停12秒，接着每分钟几乎都有呼吸暂停的状态；23点30分，呼吸暂停时间达到94秒，脑电波显示赵先生处于觉醒状态，说明他已经憋醒了，心跳达到每分钟100次以上，而平时的心率在76次/分。接着4点07分，呼吸暂停35秒，憋醒；5点40分，暂停55秒，憋醒。呼吸暂停低通气指数是56.3，也就是每小时有56.3次呼吸暂停或低通气，已经属于重度阻塞性睡眠呼吸暂停低通气综合征，需要立即接受治疗。

结合老赵的病史，医生又做了头颅CT检查。CT显示大脑部分区域点状低密度影，鼻咽内镜检查显示鼻炎、咽炎、软腭肿胀肥厚。结合患者的病史，临床表现及相关的检查，医生做出如下诊断：睡眠呼吸暂停综合征，高血压，咽腔狭窄，脑卒中。根据病情给予如下治疗：①抗感染治疗鼻咽炎；②咽腔扩容术；③高血压治疗；④脑卒中治疗。住院2周后，老赵的症状明显缓解，出院继续治疗。

关键词

多导睡眠监测、呼吸通气指数、头颅CT、睡眠呼吸暂停综合征、脑卒中

学习重点/提示问题

1. 睡眠呼吸暂停综合征的临床表现、发病机制、诊断标准和治疗。

2. 咽腔狭窄的病因有哪些，如何治疗？

3. 脑卒中的原因、诊断和治疗。

4. 高血压的临床表现、发病机制和诊断标准及治疗有哪些?

可能的学习主题 / 议题（包括但不限于）：见表 6-4。

表 6-4 "老赵的呼噜"第二幕讨论记录

已知信息	关键问题 / 假设	需要进一步了解的信息	学习主题
● 多导睡眠监测 ● 呼吸暂停 ● 每分钟都有呼吸暂停，最长达 94 秒 ● 脑电图显示觉醒状态 ● 心动过速，超过 100 次 / 分 ● 多次憋醒 ● 低通气指数（56.3） ● CT 显示大脑点状低密度影 ● 鼻炎、咽炎、软腭肿胀肥厚 ● 睡眠呼吸暂停综合征 ● 高血压 ● 咽腔狭窄 ● 脑卒中	1. 多导睡眠监测的原理、适用范围 2. 呼吸暂停对机体的影响 3. 睡眠呼吸暂停中脑电图的变化 4. 睡眠时缺氧、低通气对呼吸功能的影响 5. 脑卒中的表现、诊断和治疗 6. 鼻咽炎的表现、后果和诊断 7. 睡眠呼吸暂停综合征的原因、机制和诊断 8. 高血压的表现、诊断和治疗	1. 多导睡眠监测的原理和临床适用范围 2. 频繁呼吸暂停对机体的影响 3. 睡眠周期中异常脑电图的变化提示什么 4. 睡眠时缺氧、低通气对呼吸功能的影响 5. 脑卒中的表现、诊断和治疗 6. 鼻咽炎的原因、表现和诊断 7. 睡眠呼吸暂停综合征的原因、机制和诊断 8. 高血压的表现、诊断和治疗	1. 多导睡眠监测的原理和临床适用范围 2. 频繁呼吸暂停对机体的影响 3. 睡眠周期中异常脑电图的变化提示什么 4. 睡眠时缺氧、低通气对呼吸功能的影响 5. 脑卒中的表现、诊断和治疗 6. 鼻咽炎的原因、表现和诊断 7. 睡眠呼吸暂停综合征的原因、机制和诊断 8. 高血压的表现、诊断和治疗

四、案例 14：查不出原因的"背痛"

问题导向式教学法

Problem-Based Learning（PBL）

（教师版）

查不出原因的"背痛"

课程名称：基础医学类 PBL 教学案例

案例主题：抑郁症、躯体化

使用年级：三年级

撰写者：赵　霏

审查者：宋　雷

一、案例设计缘由与目的

（一）涵盖的课程概念

"查不出原因的背痛"案例以因严重抑郁状态而出现自杀危机为故事情境，内容涉及解剖学、生理学及医学心理学部分知识内容，旨在让学生了解抑郁症躯体转化和心身疾病的发病原因、机制和诊断，对当下发病率极高的抑郁症有直观且形象的感受。

（二）涵盖的学科内容

解剖层面　脊柱、肩背有哪些结构？肌肉、骨骼和软组织的形态、位置是什么？

病理生理层面　高血压为何造成头晕、心前区痛等症状？

临床层面　抑郁症的临床表现是什么？如何进行检查、诊断及鉴别诊断和治疗。

药理层面　抗抑郁症药的作用机制。

照顾层面　如何对有自杀自残高风险的抑郁症患者监护？

行为层面　抑郁症发病的影响因素有哪些？

社会层面　抑郁症防治的相关健康宣传。

（三）案例摘要

大三学生小华因肥胖服用减肥药1个月余，出现不明原因背痛、头晕、心前区不舒服等症状，情绪低落、对生活毫无兴趣和动力，最终割腕自杀。送医急救后确诊抑郁症，身体上出现的症状皆为躯体化表现，经抗抑郁药物和心理治疗后情况好转。

（四）案例关键词

背痛、头晕、高血压、抑郁症、自杀、心身疾病、躯体化

二、整体案例教学目标

（一）学生应具备的背景知识

具备脊柱、肩背部的肌肉、骨骼和软组织的解剖学，病理生理学中高血压的表现，医学心理学中关于抑郁障碍的临床表现、诊断和治疗等相关知识。

（二）学习议题或目标

1. 群体 – 社区 – 制度（population，P）　重视心理健康、抑郁障碍 / 抑郁症的防治原则。

2. 行为 – 习惯 – 伦理（behavior，B）

(1) 抑郁症患者的自残自伤行为。

(2) 健康的减重方法。

3. 生命 – 自然 – 科学（life science，L）

(1) 抑郁障碍的临床表现、诊断和治疗。

(2) 对抑郁障碍患者自杀的防护原则。

(3) 抑郁障碍的躯体化。

(4) 高血压的临床表现和诊断。

三、整体案例的教师指引

本案例中是一例抑郁障碍躯体化表现的故事情境，指引学生先将重点放在躯体症状的诊断上，在多方检查结果均为正常的情况下，考虑社会、心理因素对于身体功能的影响，借此来培养学生生物 – 社会 – 心理的医学模式思维。

第一幕

夏日一个平静的夜晚，北京某大学的宿舍里，其他同学都去教室上自习，只有大三学生小华独自一人静静地坐在窗边。只见他目光呆滞，神情恍惚，突然脸上露出难以言说的痛苦之色，如噩梦般的疼痛又降临了，小华感觉自己整个脊背都像被拿刀割下来一般，又像是拿着一排烧红的钢针扎进去，难以忍受的刺痛、灼热交织在一起，让他不知如何是好。疼痛让他的身躯紧紧蜷缩着，连搭在桌子上的手也微微颤抖着。无意间，他摸到了室友平时削苹果的水果刀，鬼使神差间，他拿起刀狠狠朝着手腕割了下去，一下、两下……鲜血顿时涌了出来，他感觉自己一下子轻松了些，大口喘着气，犹如刚从水中被捞出来的人，之前那种窒息的感觉终于离开他了。望着还在汩汩往外流血的手腕，小华像傻了一样，只是呆呆地看着。舍友推门而进的时候，就看到这样一幅场景，当即吓得大声疾呼救人。舍友把小华送进了医院，并立即通知班主任李老师。李老师赶到医院时，医生已经处理包扎好伤口。而小华也由于受到惊吓，迷迷糊糊在病床上睡着了。

李老师询问舍友情况。同学都说小华平时沉默寡言，不太合群，几乎不参加宿舍的活动，平时除了上课好像就是在床上躺着。他家庭条件较好，大学二年级前经常大鱼大肉。曾经一度身高 170cm，体重达 150kg。过度肥胖有时会被同学取笑。后来三年级时他喜欢上同系的一个女孩，为了追上"女神"，他试了各种方法减肥，他节食过、运动过，也曾经私自购买广告上的减肥药（据说并没有告诉家里人），开始效果都不错，但身体大不如以前，尤其服用减肥药后越发糟糕。后来停用减肥药后，体重又反弹到原来的重量，而且经常出现头晕、心悸，一着急就会腹泻、腹痛，而且有时晚上睡着了还会听到他梦里喊背痛。此外，李老师还了解到小华上学期有两门功课不及格，心理压力比较大。

鉴于出现自杀的危机情况，李老师联系了小华的父母。第二天一大早，小华父母就从老家风尘仆仆地赶了过来。父母诉说小华从小就聪明，学习成绩一直不错，就读的学校从小学到高中一直是当地最好的学校，家里条件优越。平常一有需求，家里人总是尽量满足，但父母工作非常忙碌，加上儿子听话，所以父母与小华的交流少一些，小时候有一段时间把儿子寄放在了奶奶家。至于背痛、头晕等事情，上学期也听孩子提起过，当时带孩子去了当地最好的医院，入院时检查：心率 92～96 次 / 分，心律不齐，血压 126/104mmHg。也做了 B 超、CT、X 线等影像学检查，结果均正常。他们咨询了医生，回复年轻人偶然的心律不齐是正常现象，观察一段时间再说。从肌肉、软组织到骨骼的各项检查都没有问题，可能是孩子压力过大。这次割腕自杀，确实把父母吓坏了，他们从没想到会这样严重……

关键词

自杀、背痛、头晕、心悸、腹痛、腹泻

学习重点 / 提示问题

1. 从人文和社会、家庭的角度讨论患者所面临的问题？

2. 大学生常出现的心理问题主要有哪些？有哪些应对的措施？

3. 精神压力对于身体的影响有哪些？有哪些应对的措施？

4. 背痛的可能原因有哪些？针刺、火烧样痛可能是何原因？

5. 头晕、心悸的可能原因有哪些？

6. 减肥药可以导致哪些疾病？

7. 腹泻、腹痛的可能原因？

8. 肥胖导致哪些疾病？

可能的学习主题 / 议题（包括但不限于）：见表 6–5。

表 6–5　"查不出原因的'背痛'"第一幕讨论记录

已知信息	关键问题 / 假设	需要进一步了解的信息	学习主题
● 不明原因的背痛 ● 针刺样、烧灼感 ● 割腕行为 ● 身高 170cm，体重 150kg ● 家境优越 ● 大二以前经常大鱼大肉 ● 过度肥胖，服用减肥药 ● 停药后头晕、心悸 ● 腹痛、腹泻 ● 上学期两门功课不及格 ● 心理压力比较大 ● 心率 92～96 次 / 分，心律不齐，血压 126/104mmHg ● B 超、CT、X 线检查结果均正常	1. 脊柱、肩背部的解剖学结构包括哪些 2. 背痛可能是什么原因造成的 3. 自杀的心理机制 4. 过度肥胖的原因、后果及其对机体的影响 5. 减肥药的药理作用，长期服用的危害 6. 大学生常见的心理问题及应对方式 7. 青年人出现心律不齐的原因 8. 骨骼、肌肉和软组织的检查方式	1. 脊柱、肩背部的解剖学结构包括哪些 2. 背痛的原因和机制 3. 自杀的心理学机制，如何预防 4. 过度肥胖的原因、后果及其对机体的影响 5. 减肥药的药理作用，长期服用的危害 6. 大学生常见的心理问题及应对方式 7. 青年人出现心律不齐的原因 8. 骨骼、肌肉和软组织的不同检查方式	1. 脊柱、肩背部的解剖学结构 2. 背痛的原因和机制 3. 自杀的心理学机制，如何预防 4. 过度肥胖的原因、后果及其对机体的影响 5. 减肥药的药理作用，长期服用的危害 6. 大学生常见的心理问题及应对方式 7. 青年人出现心律不齐的原因 8. 骨骼、肌肉和软组织的不同检查方式

第二幕

小华父母考虑再三，决定给孩子请几周假。回家后，程华对书本很排斥，根本不愿意摸一下，而且对什么都不感兴趣，甚至连平时最爱的电脑游戏都不看一眼，明显焦虑，在椅子上根本坐不住。饭也基本不怎么吃，也不说话，表情也很淡漠，每天大部分时间就在马路上走，有时甚至深夜才回来，回来就在床上躺下，任谁和他说话也不理。开始见他出去，父母会轮流跟随，怕出危险，但毕竟父母年纪大了，跟不上他，到后来只能提心吊胆地在家等他回家。有一次父母偷偷翻看他留在书桌上的纸条，每一笔都很用力，似乎要扎破纸张，纸条上写着"活着没意思""什么都没意思""干吗还活着"之类的语句。

小华老是喊背痛，父母带孩子去了北京的大医院再次检查 X 线、CT 和 MRI。结果提示，脊柱形态正常，肌肉、软组织、组织间隙均未见异常。父母感觉可能孩子的心理真的出了问题，再次带孩子去北京六院看心理科，检查结果孩子得了重度抑郁，开了些抗抑郁药，治疗了一段时间后病情有所好转。虽然一段时间有反复，但总体有所好转。父母觉得小华的体重也需要控制，因为有时候小华还是觉得头晕、心前区有点不舒服，父母觉得与体重和血压都有关系。所幸背痛出现的次数越来越少，最后不再出现了。最后一次复诊时，心理科医生对小华说，减肥药有抑制食欲的作用，自然也会抑制其他功能，吃减肥药 1 个月后大部分人都会感到什么都没意思，也就是抑郁情绪状态，所以想要减重还是应该采用更加健康的方法。小华也表示再也不会急于求成，自己现在这样也挺好，身体健康就好了，总会有人喜欢"胖胖"的男生……

关键词

情绪低落、兴趣缺失、表情淡漠、食欲减退、焦虑、重度抑郁

学习重点 / 提示问题

1. 心理问题为什么会表现为身体上的症状（躯体化的原因和机制）？

2. 抑郁障碍 / 抑郁症的临床表现和诊断。

3. 抑郁障碍的原因和产生机制。

4. 抗抑郁药物的药理机制。

5. 血压增高对机体的影响有哪些？小华头晕是否与高血压有关？

6. 健康减重的方式有哪些？

7. 既然诊断为抑郁，小华为什么会出现明显焦虑？

可能的学习主题 / 议题（包括但不限于）：见表 6-6。

表 6-6　"查不出原因的'背痛'"第二幕讨论记录

已知信息	关键问题 / 假设	需要进一步了解的信息	学习主题
● 兴趣缺失、动力减退、表情淡漠、食欲减退 ● 明显焦虑，谁也不理 ● 行为异常（压马路） ● 写"活着没意思"语句 ● X 线、CT 和 MRI 检查脊柱形态正常，肌肉、软组织、组织间隙均未见异常 ● 重度抑郁，药物治疗 ● 反复但有所好转 ● 头晕、心前区不舒服 ● 背痛出现减少，消失 ● 服用减肥药 1 个月后兴趣降低	1. 抑郁障碍 / 抑郁症的临床表现和诊断 2. 抑郁时伴发焦虑抑或焦虑症的表现 3. 出现异常行为的可能原因 4. 自杀倾向表现和预防 5. 抑郁障碍的治疗方法有哪些 6. 抑郁症的服药原则 7. 血压升高对机体的影响 8. 减肥药引发抑郁的机制 9. 健康合理的减肥方式	1. 抑郁障碍 / 抑郁症的临床表现和诊断有哪些 2. 抑郁和焦虑共病发作 3. 焦虑症的表现和诊断 4. 异常心理的表现和诊断 5. 自杀倾向的表现和预防 6. 抑郁障碍的治疗方法 7. 抑郁症患者的服药原则 8. 血压升高对机体的影响 9. 减肥药引发抑郁的原因和机制 10. 健康合理的减肥方式有哪些	1. 抑郁障碍 / 抑郁症的临床表现和诊断 2. 抑郁和焦虑共病发作 3. 焦虑症的表现和诊断 4. 异常心理的表现和诊断 5. 自杀倾向的表现和预防 6. 抑郁障碍的治疗方法 7. 抗抑郁药的用药原则 8. 血压升高对机体的影响 9. 减肥药引发抑郁的原因和机制 10. 健康合理的减肥方式

五、案例 15：冲动的后果

问题导向式教学法

Problem-Based Learning （PBL）

（教师版）

冲动的后果

课程名称：基础医学类 PBL 教学案例

案例主题：肝破裂、肝硬化

使用年级：三年级

撰写者：赵　霏

审查者：海向军

一、案例设计缘由与目的

（一）涵盖的课程概念

"冲动的后果"取材于外伤打击导致急性肝破裂的故事情境，患者肝炎后肝硬化导致肝大，受外力作用时更容易发生破裂。内容涉及肝脏解剖位置、肝脏功能、肝细胞的损伤修复、肝脏受损后对机体的影响、呕血、昏迷及低血容量休克、急性肝破裂手术治疗等解剖学、组织学、生理学、病理生理学相关知识。旨在让学生直观感受意外或外伤后，对原有基础病变进一步恶化的影响。

（二）涵盖的学科内容

解剖层面　肝脏的形态、位置和功能是什么？

组织层面　肝细胞的损伤和修复。

生理层面　肝脏的生理功能。

病理层面　肝炎、肝硬化、肝癌的关系和发生机制。

临床层面　肝炎、肝硬化、肝癌的临床表现是什么？如何进行辅助检查、诊断及鉴别诊断？急性肝破裂的手术治疗？

照顾层面　对于肝炎、肝硬化患者如何做好照护？

行为层面　外伤导致肝破裂如何发生，影响因素有哪些？

社会层面　急救护理的原则等。

（三）案例摘要

49 岁的于师傅有肝炎病史，近半年来便血、呕血、消瘦，某日因一场车祸与人发生争执，不料被人击打右上腹部后突发休克昏迷，经急诊手术发现患者为肝硬化，在外伤作用下导致肝破裂，行肝脏部分切除术后转危为安。

（四）案例关键词

肝炎、肝硬化、消化道出血、急性肝破裂、肝部分切除术、路怒症、昏迷

二、整体案例教学目标

（一）学生应具备的背景知识

肝脏的位置和结构、肝细胞的损伤修复、肝炎、肝硬化的产生机制及对肝脏功能的影响、肝破裂的原因和手术治疗、休克的分类与原因、路怒症等解剖学、生理学、病理学、病理生理学、医学心理学等相关知识。

（二）学习议题或目标

1. 群体 – 社区 – 制度（population，P）

(1) 认识路怒症。

(2) 了解昏迷患者如何院前救助及急救原则。

2. 行为 – 习惯 – 伦理（behavior，B）　肝炎患者如何护理，以防发展为肝硬化，甚至肝癌。

3. 生命 – 自然 – 科学（life science，L）

(1) 肝炎、肝硬化、肝癌的关系和发生机制。

(2) 急性肝破裂发生的病理基础和原因。

(3) 肝破裂的手术治疗方式。

三、整体案例的教师指引

本案例中患者确诊肝炎后，进一步发展成肝硬化，随后在外力作用下发生肝破裂，要注意引导学生注意这三者之间的关系，前两者是肝破裂的基础，而同时肝破裂又会影响肝脏的恢复。让学生领会到疾病的进展和相关性，培养医生多方面、多层次及因果或关联关系的思考模式。

第一幕

49 岁的于师傅经常自嘲，人到中年，创业失败，一事无成，只能开网约车糊口，直呼惨哉。人走霉运身体也不好，半年以来他一直觉得自己右腹不舒服，吃不下去饭，身体也消瘦了很多。尤其是近半个月，他时常觉得肚子胀，两条腿也肿了，有时候还会有心慌、头晕及大便呈黑色。不想让家里人担心，他什么也没说，也没有去医院检查。身体不好，脾气见长。于师傅觉得自己开车后脾气暴躁了很多，好几次遇到无良乘客都忍不住争执，结果被投诉扣钱不说，自己也气得"肝疼"。于师傅告诫自己，不要慌不要急，挣钱重要。

某天，于师傅接了客人正前往目的地，遇到一个急转路口时，前方车突然急刹车，只有 1 年驾龄的于师傅没反应过来，就和前车追尾了。前车司机怒气冲冲下车来到于师傅车前，一边大声嚷嚷着"你怎么开的车！"，一边狠踹于师傅的车轮。于师傅的脾气也上来了，一把推开车门，和前车司机大声理论起来。俩人越吵越生气，说话间互相推搡起来。前车司机一拳击中了于师傅的右上腹部，于师傅神情痛苦，哇的一声吐出来，除了中午刚吃的饭，呕吐物里还有暗红色的血液，随后倒地不起，陷入昏迷。打人的司机立即慌了手脚，又是呼喊又是推搡，但于师傅已完全丧失了意识。围观的群众有人拨打 110 与 120。在等待的期间，打人司机没敢再次触碰于师傅，但看到于师傅病症严重，曾考虑是否应该自行送他去医院。犹豫不决时，120 救护车赶到，于师傅被送至就近医院急诊。

关键词

消瘦、食欲下降、腹胀、下肢水肿、心慌、头晕、黑便、击打、呕血、昏迷

学习重点 / 提示问题

1. 在急诊科，你觉得应该采取哪些紧急治疗措施？

2. 消化系统有哪几部分组成？右腹部的器官有哪些及各器官的生理作用？

3. 引起突然消瘦的原因有哪些？

4. 引起腹胀的原因有哪些？

5. 引起下肢水肿的疾病有哪些？

6. 心悸、头晕的可能原因有哪些？

7. 引起黑便的原因有哪些？

8. 进食后引起消化道出血的疾病有哪些？于师傅的出血部位有上消化道出血，也有可能存在下消化道出血，那么上消化道包括哪些器官，下消化道包括哪些器官？如何鉴别出血部位？

9. 于师傅没及早就医，你的启发是什么？对于现代人普遍存在的这种现象，你觉得应该怎样解决？

10. 前车司机一拳击打到于师傅的右上腹，你觉得和他的昏迷有关系吗？

可能的学习主题 / 议题（包括但不限于）： 见表 6-7。

表 6-7 "冲动的后果"第一幕讨论记录

已知信息	关键问题 / 假设	需要进一步了解的信息	学习主题
● 49 岁，开网约车 ● 半年来右腹不舒服，食欲减退、消瘦 ● 腹胀、下肢水肿半个月余 ● 心慌、头晕、黑便 ● 一直未就诊 ● 脾气暴躁、气得"肝痛" ● 汽车追尾，大声争执 ● 击中右上腹 ● 刚吃完午饭后呕吐、呕血 ● 陷入昏迷 ● 120 急救	1. 右腹部有何脏器及其功能是什么 2. 食欲下降、突然消瘦的可能原因 3. 腹胀、下肢水肿的可能原因 4. 黑便提示什么 5. 消化道出血的表现和鉴别诊断 6. 司机为何总是容易暴躁 7. 饭后呕吐、呕血的原因和机制 8. 引发昏迷的可能原因 9. 120 急救的措施	1. 右上腹包含的脏器和功能 2. 食欲下降、突然消瘦提示什么 3. 腹胀和下肢水肿的可能原因和产生机制 4. 消化道出血的表现和鉴别诊断 5. 脾气暴躁，经常生气对于机体的影响 6. "路怒症"的心理学原因和机制 7. 饭后呕吐、呕血的原因和机制 8. 昏迷原因和产生机制 9. 120 急救的措施	1. 右上腹脏器和功能 2. 食欲下降、突然消瘦的原因 3. 腹胀和下肢水肿的可能原因和产生机制 4. 不同消化道出血的表现和鉴别诊断 5. 脾气暴躁，经常生气对机体的影响 6. "路怒症"的心理学原因和机制 7. 饭后呕吐、呕血的原因和机制 8. 昏迷的可能原因和产生机制 9. 120 急救原则和措施

第二幕

在急诊室，于师傅苏醒过来。医生查体发现，于师傅皮肤黝黑，巩膜轻微黄染，贫血貌，颈部有蜘蛛痣，腹壁可见迂回扩张的静脉，腹平软，肝肋下 4cm，质硬，欠光滑，有压痛。脾肋缘下 4cm，边界清楚，无压痛，表面光滑，移动性浊音明显。家属接到消息也急匆匆赶来，告诉医生于师傅 8 年前得过"肝炎"，但没有"高血压病""糖尿病""高脂血症"等病史。否认有疫区旅居史，无特殊不良嗜好，无家族遗传史等。

护士正在给于师傅建立静脉通道，抽血送检验科进行化验及交叉配血测验。于师傅突然频繁剧烈呕吐，呕出大量暗红色血液，随即又陷入昏迷。医生赶紧进行抢救，发现于师傅皮肤上有红斑性水肿表现，同时伴有四肢冰冷，呼吸困难，血压也无法检测到。立刻多通道扩容、给予肾上腺素，安排急诊手术。

手术室中，医生们打开于师傅的腹腔，发现腹腔中充满红色液体约2500ml，抽取液体时看到大量新鲜血液涌出，经探查发现肝大，肝右叶靠近膈面处有明显裂隙。医生诊断为急性肝破裂，随后进行肝脏部分切除术，同时给予止血、输血、抗感染等处理。经过近9小时的外科手术处理，于师傅终于脱离了危险期。此时，医生也看到急诊化验的结果。

1. 血常规：Hb 100g/L，RBC 3.5×10^{12}/L，WBC 4.5×10^9/L，出血时间5min，凝血时间3min。

2. 肝功能：总蛋白（A+G）64g/L，白蛋白（A）34g/L ↓（慢性肝损害），球蛋白（G）30g/L，丙氨酸氨基转移酶（GPT）141U/L ↑，总胆红素正常。

3. 肝炎病毒学检测：HBsAg（＋），抗 HBe（＋），抗 HBc-IgG（＋），抗 HBc-IgM（＋）。

4. 甲胎蛋白检测：13μg/L，正常 ≤ 20μg/L。

医生和家属介绍病情，于师傅是由于肝炎后出现肝硬化，在外力的作用下发生了急性肝破裂，所幸破裂口不大，经手术后抢救过来，但日后要注意饮食，治疗肝硬化，防止病情进一步恶化成肝癌。

关键词

巩膜黄染、贫血貌、颈部蜘蛛痣、肝大、移动性浊音、肝炎、肝硬化、肝破裂

学习重点 / 提示问题

1. 皮肤黝黑、巩膜黄染提示什么？黄疸形成的机制是什么？

2. 颈部有蜘蛛痣，腹壁可见迂回扩张的静脉的原因和产生机制。

3. 因病情危急，患者没等实验室检查结果出来就进行急诊手术，术中切除部分肝脏，肝脏切除后可以再生并恢复原有功能吗？

4. 皮肤红斑性水肿，四肢冰冷、血压测不到是休克的典型表现，于师傅产生休克的种类和原因是什么？

5. 根据实验室结果，可以诊断于师傅罹患何种疾病？

6. 肝炎后都会导致肝硬化吗？影响因素有哪些？

7. 肝硬化后一定导致肝癌吗？影响因素有哪些？

8. 于师傅的肝脏疾病对其术后恢复有什么影响？

可能的学习主题 / 议题（包括但不限于）：见表6-8。

表 6-8 "冲动的后果"第二幕讨论记录

已知信息	关键问题 / 假设	需要进一步了解的信息	学习主题
• 皮肤黝黑，巩膜轻微黄染，贫血貌，颈部有蜘蛛痣，腹壁静脉迂回扩张 • 肝脾大，移动性浊音 • 8 年前确诊"肝炎" • 剧烈呕吐、呕血、昏迷 • 皮肤红斑性水肿、四肢冰冷、血压测不到 • 腹腔中充满红色液体约 2500ml • 肝大，肝右叶靠近膈面处有明显裂隙 • 急性肝破裂 • 肝部分切除术、肝炎后肝硬化、肝癌	1. 黄疸产生的机制 2. 蜘蛛痣、腹壁静脉的原因和产生机制 3. 肝脾大的可能原因，移动性浊音提示腹水吗 4. 肝炎对机体的影响和后果 5. 红斑性水肿、血压测不到提示什么（是否为休克？） 6. 急性肝破裂的表现和诊断 7. 肝部分切除后可再生修复吗 8. 肝硬化的临床表现和诊断 9. 肝炎、肝硬化和肝癌的关系	1. 黄疸的原因、产生机制和表现 2. 肝门静脉高压的表现和机制 3. 肝脾大的原因，腹水的表现和诊断 4. 肝炎的表现、诊断及其对机体的长久影响 5. 休克的分类和临床表现 6. 急性肝破裂的原因、表现和诊断 7. 肝破裂的手术治疗方案 8. 肝硬化的原因、临床表现和诊断 9. 肝炎、肝硬化与肝癌的关系	1. 黄疸的原因、产生机制和表现 2. 肝门静脉高压的表现和机制 3. 肝脾大的原因，腹水的表现和诊断 4. 肝炎的表现、诊断及其对机体的长久影响 5. 休克的分类和临床表现 6. 急性肝破裂的原因、表现和诊断 7. 肝破裂的手术治疗方案 8. 肝硬化的原因、临床表现和诊断 9. 肝炎、肝硬化与肝癌的关系

参考资料（编者注）

1. 路怒症的相关知识：医学界把路怒症归类为阵发型暴怒障碍，指突然的怒火爆发出来，其猛烈程度叫人大感意外。路怒症发作的人经常会口出威胁、动粗甚至毁损他人财物，也就是攻击性驾驶，这一心理问题也受到越来越多专家的关注。

2. 院前急救一直是急救的困难问题。争分夺秒的救治可以最大限度地挽救患者的生命，但多数平常人不懂急救常识，或者因害怕或无能不敢救治，或者适得其反。本案例发生在司机身上，虽然交规中学习了简单的急救常识与措施，但真正用于实践的情况微乎其微，还是要靠医务人员。就本病例中呕吐后昏迷而言，就地治疗：首先，用拇指末端压迫人中穴 2~3 分钟，判断是否昏迷。其次，用拇指压迫患者的眼眶内侧，观察意识状态，同时注意呼吸、心跳情况。应使患者平卧于硬地面上，松解衣领，将头部向后仰，并将头部偏向一侧，清除口腔内异物，以保持呼吸道通畅，必要时还应进行心肺复苏术。

3.120 人员在现场及救护车上应该做以下事件：①快速判断患者是否昏迷；②立即开放气道及静脉通路；③快速判断有无呼吸与心跳；④判断患者有无呼吸困难；⑤判断患者有无心律失常；⑥判断患者有无脑疝形成；⑦判断患者有无休克；⑧一般处理；⑨院前诊断性治疗；⑩监护条件下迅速送医院确定性治疗。

第 7 章　PBL 整合案例

一、PBL 案例教学的整合性

（一）PBL 案例是冲突事件的整合式展现

PBL 案例就是应用故事情境，将案例角色情境中突出的某些事件串联成有意义或有目的的段落，引发学习者的求知兴趣。医学 PBL 案例的设计尤为特殊，它可以用千变万化的方式来制造故事的冲突事件，让学习者的价值和情绪受到冲击，最终达到教育的目的。这也是一个整合的过程，学习可发生在 P（群体 / 人文）、B（行为 / 情感）与 L（生命 / 知识）三元化的层面上。

（二）PBL 案例教学是因循渐进的整合体

PBL 案例情境的结构可以是封闭性的，有固定期待的答案以解决问题，如根据患者的表现和检查结果可验证对患者的诊断；也可以是开放性的，有更多的空间让学习者去发挥以探讨问题。正如本章的两个案例中所展示的那样，临床技能培训主要是为了解决问题，而医学教育培养宗旨确是为了探讨问题。因而并非每一次对问题的探讨都有结果，有可能是没有明确的答案，或者最终的答案与实际结果大相径庭，这些在临床上也是会出现的。但是无论是探讨问题，还是解决问题，都是处理问题的方式。在基础医学 PBL 案例教学阶段，我们应该着重培养学生探讨问题的思维养成，首先要发现问题，进而才能解决问题，而不是一开始就纠结于疾病的最终诊断结果。有效的教育方式应该遵循"循序渐进"的原则：从人文（学习做人待物）的探讨，经人体（基础医学理论知识）的探讨，到仁医（仁心仁术的职业精神和临床实践技能）的探讨。这样才能打造坚实的、基础知识通往临床实践的桥梁。

（三）PBL 课程对学科知识的整合效用

PBL 课程的整合概念并不是随意的整合，而是有逻辑、有组织及有顺序的整合。医学本身就是所有科学专业领域中最复杂，也是学科最丰富与烦琐的科学专业。传统医学教育中以个别单元组合式的学习模式、老师为中心的被动学习心态、学生海绵式大量吸收并通过背诵记忆和沉淀来掌握所学知识的方式很容易让学生感到厌倦，也达不到内化、应用的目的。而 PBL 课程的目标就是要推翻传统组合教育的无奈与无效，推翻知识内容的组合，强调学科概念的整合。

具体而言，过去传统的医学课程改革仅仅是将人文、基础和临床三个独立的区块置于同一课程内，属于组合式的设计。例如，教导基础医学的老师与临床教学的老师对整个医学课程并没有宏观的了解，也谈不上教学上的合作互动与内容的挂钩衔接，更别提涉及人文通识教育的课程，更是少之又少。而 PBL 课程的优势在于，对多门课程知识的整合，再整合，最终形成一套行之有效的学习理念，达到事半功倍的教学效果。

（四）PBL 案例可以是跨学科、跨领域的整合

当下环境，人口老龄化及疾病慢性化的转变，造成复杂的医疗体系与工作负担，急需跨专业合作，以控制成本与提高效能。医疗领域中包含多种身份，医生、护士、药师、中医、疾控人员等，对应着医学不同专业的学生，如医学生、护理学生、药学生、公共卫生专业学生等，如果能在 PBL 课程学习中一起进行脑力激荡，在不同专业背景下异质性的回荡碰撞中对同构型的概念产生共同学习的火花，互相尊重，分享专业智能，并能有效地沟通共事，必能增强医疗专业间的尊重与合作。

PBL 培训即试图将真实医疗环境中的情境与问题带入到学习中，借由案例的设计，将真实情境中隐含的多重信息传递给学生，并赋予专业间互动的故事，以诱发学生在互动中彼此学习。于是，学生除了知识的概念，如何应用知识的时机外，也学会了如何整合知识，如何接纳多元角色的观点，以及如何与跨领域专业共同合作，以达到未来在真实情境中的应变与任务，增进彼此间的了解，为将来合作打下基础。

二、案例 16：咳嗽不止的古女士

问题导向式教学法
Problem-Based Learning （PBL）
（教师版）
咳嗽不止的古女士
课程名称：整合类 PBL 教学案例
案例主题：不明原因的咳嗽、中医
使用年级：三年级
撰写者：阿赛古丽
审查者：赵　霏

一、案例设计缘由与目的

（一）涵盖的课程概念

咳嗽是临床常见症状，如要得出最终诊断，牵涉解剖、生理学等基础医学知识，以及问诊技巧、鉴别诊断等临床技能。本案例中的患者曾经历多次就诊、检查、西药治疗却无效的经历，而转投中医，可以激发学生一系列的思索，包含着有关中西医诊断等知识，并借此拓展学生的其他知识和能力，如对复杂的临床问题的

临床思维方法、卫生经济学方面的知识、医患沟通方面的能力、患者心理学方面的知识及如何学习老中医的经验等。

（二）涵盖的学科内容

解剖层面　呼吸系统的结构、位置和功能是什么？

生理层面　呼吸的生理作用机制。

病理层面　咳嗽的可能原因和产生机制。

临床层面　长期咳嗽的原因是什么？中医角度和西医角度有什么不同？

药理层面　抗生素、化痰药、止咳药的药理机制是什么？

照顾层面　如何对咳嗽患者做好照护？

行为层面　咳嗽的影响因素有哪些？

社会层面　相关健康宣教，中西医结合治疗原则。

（三）案例摘要

本案例选择"咳嗽"这一临床常见、多发的症状，通过向学生展现一位为咳嗽所困扰的患者的就诊过程，将学生引入具有知识的情境中，引发学生"脑力激荡"，引起讨论，展开思考。借此提高学生分析、探讨问题的能力、团队协作能力、信息管理能力、表达、交流和倾听的能力。

（四）案例关键词

咳嗽、支气管炎、抗生素、晕厥、中医治疗

二、整体案例教学目标

（一）学生应具备的背景知识

呼吸系统的结构和功能、咳嗽的原因和机制、中医、西医不同的诊断和治疗方法等相关知识。

（二）学习议题或目标

1. 群体 – 社区 – 制度（population，P） 中西医结合治疗原则。

2. 行为 – 习惯 – 伦理（behavior，B） 咳嗽的影响因素。

3. 生命 – 自然 – 科学（life science，L）

(1) 咳嗽的原因、诊断和治疗。

(2) 中医角度咳嗽的诊断和治疗。

三、整体案例的教师指引

本案例是个发散性思考案例。结合临床，有些病例最终是没有解决方案的，这可以让学生明确，医生不是万能的，临床上有很多问题可能是无果的。很多疾病也不是单纯从中医或西医解决，很多时候是需要两者结合，但最终谁起功效，并没有明显分界，最主要是培养学生自主学习的能力，同时也弥补目前都是西医而少有中医思考的案例。

本案例所涉及的知识显然超过了西医的范畴，但也是学生稍加努力就可以达到的目标，所拓展的内容对一名医学生来说可以提早面对真实的临床问题，学习和综合各方面的知识，学习利用多种方法探求知识，解决问题，逐步成长为一名合格的医生，这是非常有意义的。

第一幕

古女士是一位大学教师，今年 50 岁，平时工作繁忙，但闲暇时喜欢运动健身，身体素质非常好，不轻易生病。最近让她闹心的是，近 2 个月来她一直被咳嗽所困扰。一开始这并未引起她的重视，以为是感冒，有些鼻塞、流涕、打喷嚏、喉咙发痒而咳嗽，就想可能是上课说话太多，或者受凉感冒所致，自己吃了一些感冒药和止咳糖浆等对症处理了一下，以为很快就会好的，但是没想到咳嗽越来越重，一直没有缓解。有时咳得眼冒金花，甚至有几次咳嗽到呕吐，严重时整夜都在咳嗽，无法入眠。这让她倍感焦虑，开始紧张起来，人到中年，该不会有什么问题吧？后来她接连去了几个三甲医院，医生给拍了胸部 X 线片、做了血常规检查，但都没有发现问题，医生认为她是支气管炎，让服用抗生素和化痰止咳的药物进行治疗，但她仍不见好转，咳得最厉害一次差点晕了过去。

古女士的一位朋友劝她去看中医，去找点偏方，还说她认识一位姓李的中医主任，水平很高，态度也好。古女士想着，自己平时身体还不错，就是血压有点高，这些年吃抗压药也控制得很好，还从来没看过中医呢！她将信将疑地来到省中医药大学附属医院的中西医内科门诊，挂了李主任的号。一进诊室，她就看到李主任身边围坐了很多学生，她向李主任讲述了自己的病情，说："我没有想到咳嗽会这么难治，西药已经吃了很多种，都没见效。中医能治好我的病吗？"李主任微微一笑，先不回答古女士，转头对学生们说："大家也都想一想这位女士的问题……"

关键词

咳嗽、支气管炎、抗生素、晕厥、降压、中医治疗、焦急心理

学习重点 / 提示问题

1. 慢性咳嗽多发于哪些人群？

2. 为什么古女士首选西医治疗？为什么医生让古女士服用抗生素？

3. 慢性咳嗽常见的病因是什么？降压药与咳嗽是否有关系？

4. 为什么服用止咳化痰药无效？咳嗽与晕厥有什么关系？

5. 患者为何会犹豫不决？患者为何焦急？

6. 西医治疗无效的病例，中医治疗可以起效吗？如果可以，可能是什么原因呢？

可能的学习主题 / 议题（包括但不限于）：见表 7–1。

表 7-1 "咳嗽不止的古女士"第一幕讨论记录

已知信息	关键问题 / 假设	需要进一步了解的信息	学习主题
• 古女士 50 岁，是大学教师 • 喜欢运动健身，身体素质好，不轻易生病 • 咳嗽 2 个月余 • 开始鼻塞、流涕、打喷嚏、喉咙发痒、咳嗽 • 感冒药和止咳糖浆无效 • 咳嗽越来越重，咳到吐 • 胸部 X 线片、血常规正常 • 西医诊断支气管炎 • 抗生素和化痰止咳无效 • 咳嗽差点晕过去 • 焦急 • 血压高，降压治疗 • 尝试中医治疗	1. 身体素质好，不轻易生病提示什么（免疫力） 2. 咳嗽的原因和产生机制 3. 长期咳嗽对呼吸功能的损害 4. 咳嗽严重为何会呕吐 5. 止咳糖浆的药理机制是什么？无效的原因 6. 胸部 X 线片、血常规正常提示什么 7. 支气管炎原因和表现 8. 抗生素无效的可能原因 9. 长期咳嗽对患者心理的影响 10. 高血压和咳嗽有关系吗	1. 影响免疫力的因素 2. 咳嗽的原因和产生机制 3. 长期咳嗽对呼吸器官和呼吸功能的影响 4. 咳到吐的生理机制 5. 止咳糖浆的药理机制和无效的可能原因 6. 胸部 X 线片和血常规均正常，排除感染，咳嗽久治不愈的可能原因还有哪些 7. 支气管炎的原因、表现和诊断 8. 抗生素无效的可能原因有哪些 9. 慢性患者的心理特征 10. 高血压对咳嗽的影响有哪些	1. 免疫力的影响因素 2. 咳嗽原因和产生机制 3. 长期咳嗽对呼吸器官和呼吸功能的影响 4. 咳嗽时呕吐的生理机制 5. 止咳糖浆的药理机制和无效的可能原因 6. 排除感染，咳嗽久治不愈的可能原因 7. 支气管炎的原因、表现和诊断 8. 抗生素无效的可能原因 9. 慢性患者的心理特征 10. 高血压对咳嗽的影响

第二幕

李主任仔细询问了患者的情况，考虑可能引起发病的原因，但古女士也说不出与什么有关。古女士说从咳嗽到现在体温一直正常，鼻痒喷嚏较多。喉咙不痛，但痒得厉害，一痒就咳，咳得厉害时候稍感有些胸闷，但没有胸痛。痰少色白，晚上有时因为咳嗽影响睡眠。活动后出汗比较多，晚上没有汗，喜欢喝水，胃口和大小便都正常，平时工作压力比较大，常常出差，每年健康检查身体还可以。患高血压 2 年了，平时吃珍菊降压片能控制血压，现在对饮食的要求也开始注意了，目前体重控制还可以，不吸烟、不喝酒。小时候患过哮喘，已经治好了，长大后也没有再犯过。用药方面，青霉素以前都可以用，突然有一次输液中出现了青霉素过敏反应，从那以后青霉素类药物再也没有使用过，吃海鲜偶尔会发皮疹，但不常见。

李主任给古女士做了体格检查：血压 130/86mmHg，体温 37℃，心率 88 次 / 分，呼吸平稳，口唇无发绀，咽稍红，扁桃腺无肿大。浅表淋巴结无肿大，双肺呼吸音清，心脏各瓣膜区未及杂音，腹平软，肝脾未及，四肢关节无畸形，下肢无水肿。舌苔淡黄，舌质偏暗红，脉细弦。针对古女士的临床表现，李主任让学生展开讨论，学生们一部分认为患者是感冒后咳嗽，一部分认为是其自身体质的问题。李主任告诉古女士，咳嗽从中医辨证分型来说，可分为外感和内伤两种，外感咳嗽又分为风热、风寒、燥邪犯肺的不同，内伤咳嗽也有痰热壅肺、痰浊内蕴、肝火犯肺、阴虚亏耗等不同类型。从古女士的种种表现来说，还是多考虑风燥伤肺，应以疏风清肺、润肺止咳为主，最后开了以清燥救肺汤为主的汤剂。古女士回去坚持服用 2 副，咳嗽症状好了很多，不由感慨中医的神奇之处。

关键词

儿童期哮喘、过敏性体质、健康检查正常、中医辨证施治

学习重点 / 提示问题

1. 古女士幼时所患的哮喘和现在的咳嗽有关系吗？

2. 青霉素过敏的原因是什么？

3. 古女士的检查和治疗中有什么问题吗？

4. 高血压、体重过重与咳嗽有关系吗？

5. 中医角度上该患者咳嗽的病因是什么？

6. 中医辨证思维的思路是什么？中医该如何治疗？

7. 从中医角度讲，为什么抗生素治疗无效？

第二幕着重引导学生就中医辨证、诊断和鉴别诊断展开深入的讨论，除教科书的知识外，鼓励学生从中医经典、各家学说、老中医经验和现代报道中寻找答案。以一种鼓励式的形式向学生思考，引发学生对这些结论的又一轮脑力激荡。主要集中在辨病辨证的依据、难治性咳嗽的治疗中医有哪些方法。

可能的学习主题 / 议题（包括但不限于）：见表 7-2。

表 7-2 "咳嗽不止的古女士"第二幕讨论记录

已知信息	关键问题 / 假设	需要进一步了解的信息	学习主题
● 鼻痒喷嚏较多，喉咙不痛，发痒咳嗽 ● 稍感胸闷，没有胸痛 ● 痰少色白，晚上无汗 ● 胃口和大小便都正常 ● 平时压力大，健康检查正常 ● 高血压 2 年，服用珍菊降压片控制血压，控制体重，小时候患过哮喘 ● 青霉素过敏 ● 口唇无发绀，浅表淋巴结无肿大 ● 舌苔淡黄，舌质偏暗红，脉细弦，诊断风燥伤肺，疏风清肺，润肺止咳，服药 2 副后好转	1. 喉咙不痛、咽不红提示什么 2. 无胸痛提示咳嗽未累及呼吸系统 3. 痰少色白，无盗汗提示什么 4. 高血压和肥胖会影响咳嗽吗 5. 小时候的哮喘与现在咳嗽有关吗 6. 浅表淋巴结无肿大提示什么 7. 中医上对咳嗽的辨证施治是什么 8. 从中医角度讲，为什么抗生素无效	1. 感染的表现和机制 2. 咳嗽、胸痛的可能原因有哪些 3. 痰少色白、盗汗的可能原因和机制 4. 高血压、肥胖对咳嗽的影响 5. 哮喘与咳嗽的关系 6. 全身各处浅表淋巴结肿大提示什么 7. 中医上对咳嗽的辨证施治是什么 8. 从中医角度讲，为什么抗生素无效 9. 青霉素过敏的机制	1. 感染的表现和机制 2. 咳嗽、胸痛的可能原因 3. 痰少色白、盗汗的可能原因和机制 4. 高血压、肥胖对咳嗽的影响 5. 哮喘与咳嗽的关系 6. 全身各处浅表淋巴结肿大的意义 7. 中医上对咳嗽的辨证施治 8. 从中医角度来讲，抗生素无效的原因和机制 9. 青霉素过敏的机制

三、案例 17：女强人的脆弱

问题导向式教学法
Problem-Based Learning （PBL）
（教师版）
女强人的脆弱
课程名称：整合类 PBL 教学案例
案例主题：儿童厌学、心理问题
使用年级：三年级
撰写者：杨秀琳
审查者：宋　雷

一、案例设计缘由与目的

（一）涵盖的课程概念

本案例描述儿童因厌学装病，不想上学的故事情境。从就诊后医生开具的各项检查结果均为阴性，排除一系列器质性疾病的可能，最终从心理因素方面入手，找出病因的过程中，学生可跟随医生，感受一步步做出假设、排除假设、再假设、再排除的医学思维过程，同时培养生物 – 社会 – 心理医学模式思想。

（二）涵盖的学科内容

解剖层面　消化系统的结构、位置和功能是什么？

生理层面　消化、循环功能的影响因素。

病理层面　头晕、头疼、腹痛、呕血的病理机制。

临床心理层面　儿童厌学的表现、心理学机制和应对措施。

照顾层面　如何对学龄期儿童出现的心理问题进行干预？

行为层面　学龄期儿童厌学的行为表现。

社会层面　儿童心理健康与心理干预。

（三）案例摘要

晓敏是个事业型的女强人，对 7 岁的女儿楠楠要求严格，报了很多的辅导班。临近考试，楠楠说头晕、头痛、看不清东西、腹痛，甚至吐血。急诊入院做了一系列检查，结果均是正常。医生请口腔科会诊后发现楠楠有龋齿、牙龈出血，其实是厌学，装病逃避上学。医生随后对楠楠和晓敏都进行了心理疏导。

（四）案例关键词

儿童厌学、装病、腹痛、呕血、龋齿、心理问题

二、整体案例教学目标

（一）学生应具备的背景知识

消化道的结构和组成、消化系统和循环系统的功能、儿童厌学情绪和表现、心理干预等解剖学、生理学、病理生理学及医学心理学相关知识。

（二）学习议题或目标

1. 群体 – 社区 – 制度（population，P） 学龄期儿童的心理健康保障。

2. 行为 – 习惯 – 伦理（behavior，B）

(1) 儿童厌学的行为表现。

(2) 对儿童患者的沟通技巧。

3. 生命 – 自然 – 科学（life science，L）

(1) 儿童头晕、头痛的原因和机制。

(2) 儿童腹痛、呕血的原因和机制。

(3) 学龄期儿童容易出现的心理问题和应对措施。

(4) 儿童厌学的表现和心理干预措施。

三、整体案例的教师指引

临床实际工作中，器质性发生明确病变和（或）功能性障碍的疾病都可以遇到，如何鉴别诊断，是医生需要面对的重要挑战。在所有检查结果均为阴性，提示所有生理功能完好，或者没有明显病理变化时，不要忽视社会、心理因素对机体的影响，这也是生物 – 心理 – 社会医学模式的精神所在。本案例中要着重引导学生的新医学模式思维的培养。

第一幕

晓敏是一位事业有成的女强人，名牌大学博士毕业。别看工作才十多年，30多岁的她已经是世界 500 强跨国公司的高层主管了。虽然平时工作很忙，但还是会抽出时间来照顾家里，尤其是对 7 岁女儿楠楠的培养。楠楠刚出生，晓丽就规划好了楠楠未来的发展，挑市里最好的小学，买学区房。孩子 3 岁的时候，就报了美术、英语、声乐等好几个兴趣班。上了小学后，晓敏更是凡事都亲力亲为，不仅接送楠楠去各种兴趣班、补课班学习，还会每天监督楠楠的作业情况。"不能让孩子输在起跑线上，未来一定要让她成为各方面都不比她妈妈差的女强人"，这是晓敏一贯的教育理念。如果楠楠作业做得不好，有错题，晓敏都会让孩子重新再做几遍。好在楠楠很听话，也争气，刚上一年级，各方面的表现就一致受到老师们的好评。

不过，最近晓敏却很心烦。1 个月前，楠楠总说自己不舒服，不是头痛，就是没精神，学习、写作业的效率都明显下降。"可能是太累了，需要好好休息一下。"请假休息了半天后，孩子好一些了。可是这一周孩子又开始出问题了，说自己头晕、没精神，一开始晓敏没有在意。快到期末考试了，她给楠楠买了好几本练习册，让楠楠强化练习，争取期末考到年级前三名，以后才有机会上好的私立中学。可能是因为备战考试，最近晚上睡觉都快半夜一点了。"可能孩子休息的不太好吧，等到考完试再让孩子休息几天。"晓敏暗暗计划着。

大前天从学校回来，刚吃完晚饭正准备学习，楠楠就说看不清楚练习册上面的字了。难道是用眼过度，这么早就有近视的前兆了？为了不耽误孩子学习，晓敏为楠楠挂了周末的专家号，打算周末带孩子去医院检查一下，看看能不能赶紧给孩子把视力矫正一下。结果还没等到周末，昨晚上孩子又说肚子痛，不知道是不是晚上吃的鱼不太新鲜，还是因为最近天气转凉，孩子着凉了？本想带孩子去医院看一下，但想到马上考试了，还是坚持一下，等考完去医院吧。晓敏去药店给楠楠买了抗生素和颠茄合剂，按照说明书吃了之后让孩子早早睡了。今早上孩子好像好一些了，就准备送孩子去上学，毕竟快考试了，课业不能耽误。可快出门的时候，楠楠居然吐血了。这可吓坏了晓敏，匆匆忙忙请了假，带楠楠去了医院急诊。

晓敏急匆匆把楠楠送到市中心医院，挂了儿科急诊。医生问了一下孩子最近的情况，吐出来的大致血量、血的颜色、吐血的次数等，以及腹痛的部位，有没有发热、咳嗽等问题。晓敏急得不得了，一个劲儿地问医生孩子到底怎么了，医生只说需要进一步做一些检查。

医生先是让楠楠躺在检查床上，用体温计、血压计、听诊器等量、听了一阵，然后又按着孩子腹部不同的部位，问孩子有没有不舒服。接着又用压舌板看了看孩子的嗓子。晓敏越看越害怕，查了这么多，难道是有什么严重的问题吗？这时候，医生又开了检查单。需要查血常规、超敏CPR、凝血功能等检查。看着这一张张检查单，向来坚强的晓敏觉得自己要崩溃了，带孩子做检查的时候忍不住泪流满面，脑海里各种在电视剧里听过的病名全都冒了出来。查了一圈，检查结果如下。

体格检查：血压100/70mmHg，心率88次/分，呼吸18次/分，体温36.7℃。神志清，精神可，鼻窦压痛（-），无贫血貌，皮肤及黏膜无青紫，无皮疹，浅表淋巴结未及肿大，咽略充血，双侧扁桃体Ⅰ度肿大，无渗出，两肺呼吸音粗，未闻及干湿性啰音，心律尚齐，心音强，杂音未闻及，腹平软，中下腹（耻骨联合上）压痛，余腹部无压痛及反跳痛，肝脾肋下未及。

实验室检查：辅助检查显示，白细胞 9.8×10^9/L，中性粒细胞68.2%，淋巴细胞24.50%，血红蛋白132g/L，血小板 456×10^9/L。超敏CRP全血快速定量1.36mg/L，均在正常范围内；凝血功能正常。

关键词

头痛、头晕、腹痛、视物不清、颠茄合剂、吐血

学习重点 / 提示问题

1. 儿童头痛、精神差的可能原因有哪些？

2. 儿童头晕的可能原因和机制是什么？

3. 视物不清的可能原因和机制是什么？

4. 楠楠腹痛的可能原因有哪些？

5. 颠茄合剂的药理作用是什么？适应证、禁忌证及不良反应有哪些？

6. 楠楠吐血是呕血还是咯血，两者如何鉴别？注意医生的问诊内容和技巧。

7. 呕血的原因、机制和诊断。

8. 体格检查和实验室检查结果均正常，还需要做什么进一步检查？

9. 楠楠生病是否与精神、心理压力过大有关？

可能的学习主题 / 议题（包括但不限于）： 见表 7-3。

表 7-3 "女强人的脆弱"第一幕讨论记录

已知信息	关键问题 / 假设	需要进一步了解的信息	学习主题
● 7 岁学龄女童、其母为事业型，要求严格 ● 学业、辅导班忙碌不停 ● 学习、心理压力大 ● 近期休息不足 ● 半个月前出现头痛、精神差，休息后缓解 ● 1 周前出现头晕、乏力，精神差，自诉视物不清 ● 3 天前晚饭（有食用鱼类）后出现腹痛，自行服用抗生素和颠茄合剂，休息后缓解 ● 今晨吐血 ● 体格检查、实验室检查均正常	1. 学龄期儿童出现头痛、精神差的可能原因 2. 儿童出现头晕、乏力的可能原因 3. 视物不清的原因和后果 4. 饭后腹痛的原因和机制 5. 颠茄合剂的药理作用机制和适用范围 6. 吐血是呕血还是咯血，两者如何鉴别？注意医生的问诊内容 7. 呕血的可能原因和机制 8. 体格检查、实验室检查均正常，楠楠生病与其学习、心理压力有没有关系	1. 学龄期儿童出现头痛、精神差的可能原因 2. 儿童出现头晕、乏力的可能原因 3. 视物不清的原因和机制 4. 饭后腹痛的原因和机制 5. 颠茄合剂的药理作用机制和适应证 6. 吐血是呕血还是咯血，两者如何鉴别？吐血的问诊技巧 7. 呕血的可能原因和机制有哪些 8. 楠楠生病的社会、心理影响因素有哪些	1. 学龄期儿童的压力来源和头痛的原因 2. 儿童出现头晕、乏力的可能原因 3. 视物不清的原因、机制和诊断 4. 饭后腹痛的原因和机制 5. 颠茄合剂的药理作用机制和适应证 6. 吐血是呕血还是咯血，两者如何鉴别？吐血的问诊技巧 7. 呕血的可能原因和机制 8. 楠楠生病的社会、心理影响因素

第二幕

医生看了检查结果后，又开了胸部 CT、胃镜、腹部 B 超、心脏彩超，让晓敏第二天带孩子来检查，并告诉了晓敏第二天检查前的注意事项，叮嘱晓敏第二天带孩子做完检查后再去耳鼻喉科看一下。回家后的晓敏一夜没睡，丈夫最近出差，不在家，又不敢告诉他，怕他更担心也帮不到什么，只能不停地在各个网站上搜索着一知半解的医学专业名词。经历了漫长的一个晚上后，晓敏第二天早早带楠楠一项项完成了检查。结果显示，胸部 CT、腹部 B 超未见明显异常，心超未见异常，胃镜结果未见异常。

儿科医生认真看着检查结果及会诊意见。过一会儿，又问楠楠："小朋友，昨天看完病回家后再吐过血吗？你还有哪里不舒服吗？"楠楠说："再没吐过，但我还是觉得头晕、看不清东西，其他没有了。"医生又问："小朋友，你上几年级了，作业多吗？晚上几点睡觉呀？"楠楠还没来得及回答，晓敏就接过话茬："医生，最近孩子要期末考试，晚上睡得晚，一般都要十二点过了，是不是孩子睡得太晚，免疫力下降了，然后感染啥病毒之类的了。但是现在都不能输在起跑线上呀，不上兴趣班，不补课，平时不多学习，以后咋考上重点大学，能有啥出息呢？"医生对晓敏说："再带孩子做一个头颅 CT 吧，做完了咱们看结果。"晓敏赶紧又带楠楠排了几个小时的队，总算是医生下午下班前带孩子做完了头颅 CT 检查。医生看到检查结果中"未见异常"四个字，陷入沉思。

几分钟的寂静后，晓敏更着急了，几天的经历让她所有的情绪爆发出来："你们这是什么医院，还说是全国都有名的，还是专家呢，开了这么多检查，折腾了这么久，到底孩子怎么了，你倒是说句话啊！你到底会不会看病，不会的话赶紧走，别耽误患者。"这时候，医生居然一声不吭出去了，不一会儿又进来了一名医生，对楠楠说："小朋友，嘴张开让我看看。"晓敏从医生胸前的工牌上看到了这是一位口腔科医生。楠楠配合地张开了嘴，新进来的医生拿手电筒检查了一番后，就把儿科医生叫了出去。

两个人不知道说了些什么，儿科医生回来后又向楠楠道："小朋友，今天觉得眼睛看不清东西好些了吗？"楠楠点点头。儿科医生又说，"刚刚那个叔叔给我推荐了一种比较好的眼药水，一会儿我给你开一瓶滴上，你肯定就能看清楚了。就是有个问题，这个眼药水不良反应比较大，所以我得跟你说清楚，只有看不清东西才能用，如果能看见还用的话，可能会失明的。"楠楠听到后，瞪大眼睛，呆呆地看着医生。

晓敏在旁边急得不得了，刚要开口，医生做了个嘘声的手势。随后趁着楠楠发呆，将晓敏拉倒一旁悄悄说，"考虑到孩子并没有严重的呼吸、消化、神经系统器质性病变，可能是与压力大，不想学习有关。我已经请口腔科会诊，发现孩子有龋齿和牙龈出血，自己喜欢吸吮然后吐出来，所以应该是装病不想上学。作为家长，没必要对孩子太过严格，她还是长身体的阶段，你这样做会影响孩子的身体发育的，到时候出了什么事情后悔就晚了……"晓敏连连点头，表示一定会听医生的话。

关键词

胸部 CT、胃镜、腹部 B 超、心脏彩超、头颅 CT、龋齿、牙龈出血

学习重点 / 提示问题

1. 医生为何要开具这些检查项目？各对应主诉中的什么内容？

2. 双侧扁桃体 I 度肿大是否正常？为何医生没考虑？

3. 为何医生会想到请口腔科会诊？

4. 为什么医生要和楠楠说"能看见时用眼药水会失明"这样的话？

5. 龋齿、牙龈出血如何处理？

6. 学龄期儿童常出现的心理问题是什么？如何应对？

7. 如何进行儿童、家长的心理调节？

8. 如何与儿童患者进行沟通？

9. 你觉得晓敏回去后会降低对楠楠的要求吗？

可能的学习主题 / 议题（包括但不限于）：见表 7-4。

表 7-4 "女强人的脆弱"第二幕讨论记录

已知信息	关键问题 / 假设	需要进一步了解的信息	学习主题
● 胸部 CT、胃镜、腹部 B 超、心脏彩超检查结果均正常 ● 耳鼻喉科检查正常 ● 头颅 CT 检查结果正常 ● 母亲焦虑 ● 口腔科会诊 ● 眼药水的谎言 ● 龋齿、牙龈出血 ● 装病、不想上学 ● 对母亲进行心理调节	1. 各项检查的适用范围 2. 所有检查结果均正常，如何诊断 3. "双侧扁桃体 I 度肿大"为何医生没有提及 4. 患者家属急躁时，如何缓和其情绪 5. 如何与儿童患者沟通 6. 龋齿和牙龈出血的治疗 7. 儿童厌学的原因和应对措施 8. 如何对母亲进行心理调节	1. 胸部 CT、胃镜、腹部 B 超、心脏彩超的使用原则 2. 所有检查结果均为阴性，提示什么 3. 儿童双侧扁桃体 I 度肿大是否正常 4. 如何缓解患者家属的焦虑情绪 5. 与儿童患者沟通，需要注意什么 6. 龋齿和牙龈出血的治疗 7. 学龄期儿童常出现的心理问题和应对措施 8. 如何对母亲进行心理调节	1. 胸部 CT、胃镜、腹部 B 超、心脏彩超的使用原则 2. 器质性检查结果阴性，考虑社会、心理因素影响 3. 儿童双侧扁桃体 I 度肿大的原因 4. 如何缓解患者家属的焦虑情绪 5. 儿童患者的沟通技巧 6. 龋齿和牙龈出血的治疗 7. 学龄期儿童常出现的心理问题和应对措施 8. 心理干预原则和技巧

参考文献

[1] 关超然，辛幸珍 . 问题导向学习（PBL）平台之构建 [M]. 北京：北京大学医学出版社，2018.

[2] 张忠芳，辛岗 . PBL 教师培训手册及指南 [M]. 北京：北京大学出版社，2020.

[3] 姚树桥，杨艳杰 . 医学心理学 [M]. 7 版 . 北京：人民卫生出版社，2018.

[4] 高桂云，顾文双 . 急性化脓性阑尾炎手术治疗 62 例临床分析 [J]. 中国现代医生，2013，51（34）：41-42.

[5] 杨召金，阐奇伟 . 妇科急腹症误诊急性阑尾炎 56 例临床分析 [J]. 海南医学，2013，24（24）：3706.

[6] 丁文龙，刘学政 . 系统解剖学 [M]. 9 版 . 北京：人民卫生出版社，2018.

[7] 李玉林 . 病理学 [M]. 8 版 . 北京：人民卫生出版社，2013.

[8] 陈孝平，汪建平 . 外科学 [M]. 8 版 . 北京：人民卫生出版社，2013.

[9] Heijink IH，de Bruin HG，Dennebos R，et al. Cigarette smoke-induced epithelial expression of WNT-5B：implications for COPD [J]. European Respiratory Journal，2016，48（2）：504-508.

[10] Lou P，Chen PP，Pan Z，et al. Interaction of depression and nicotine addiction on the severity of chronic obstructive pulmonary disease：a prospective cohort study [J]. Iranian Journal of Public Health，2016，45（2）：146-157.

[11] 吴云林，霍燕华 . 重视浅表扩散型早期胃癌的识别和治疗 [J]. 胃肠病学和肝病学杂志，2012，21（1）：1-2.

[12] 吴云林 . 早期胃癌内镜鉴别诊断手册 [M]. 上海：上海科学技术文献出版社，2010.

[13] 谢幸 . 妇科疾病临床诊疗思维 [M]. 北京：人民卫生出版社，2009.

[14] 谢幸 . 妇产科学 [M]. 8 版 . 北京：人民卫生出版社，2013.

[15] 葛均波，徐永健 . 内科学 [M]. 8 版 . 北京：人民卫生出版社，2013.

[16] 万学红，卢雪峰 . 诊断学 [M]. 8 版 . 北京：人民卫生出版社，2013.

[17] 李兰娟 . 传染病学高级教程 [M]. 北京：人民军医出版社，2011.

[18] 黄伟，万献尧 . 2013 版严重全身性感染和感染性休克处理指南解读 [J]. 中国实用内科杂志，2013，33（11）：866-868.

[19] 江利冰，李瑞杰，张斌，等 . 2016 年脓毒症与脓毒性休克处理国际指南 [J]. 中华急诊医学杂志，2017，26（3）：263-266.

[20] Sung HP，Soon JC，Kwang SL，et al. Waist circumference and waist-to-height ratio as

predictors of cardiovascular disease risk in Korean adults [J]. Circ J, 2009, 73: 1643–1650.

[21] Srinivasan SR, Wang R, Chen W, et al. Utility of waist–to-height ratio in detecting central obesity and related adverse cardiovascular risk profile among weight younger adults（from the Bogahsa Heart Study）[J]. Am J Cardiol, 2009, 104（5）: 721–724.

[22] Hsieh SD, Muto T. Metabolic syndrome in Japanese men and women with special reference to the anthropemetric criteriaforthe assessment of obesity: Proposalto us othe waist to height ratio [J]. Pre Med, 2006, 42（2）: 135–139.

[23] 陈金水. 中医学 [M]. 9 版. 北京: 人民卫生出版社, 2018.

附录 PBL 教学评估量表

附表 1 PBL 教学评估量表 I（导师评价）

学生姓名：_____　学号：_____　导师姓名：_____

所有内容均指该学生在 PBL 小组中的表现，5 分制打分，1= 完全不同意，5= 完全同意	案例一	案例二	案例三
一、参与度、自我提升			
1　守时概念强，无迟到和缺席现象；具有好奇心、对医学探索的求知欲，表现出对本次学习的期待和自我提高的需求			
2　能够积极参与讨论，按计划、认真完成所有分配任务，并能够在关键时刻引领学习动力，行为表现利于讨论进展			
二、角色意识与团队合作精神			
3　能独立思考，有自己对问题的独特见解，而不是人云亦云，认真倾听，不随意打断他人发言，尊重他人意见			
4　担任团队不同角色时，能表现出相应的行为（例如，担任轮值组长时，能顺利组织和推动小组讨论；担任记录员时，能认真倾听并如实记录小组讨论意见，并适当促进一致意见的达成；担任小组成员时，能尊重和服从团队意见，坚持自己观点时能提供有力证据）			
5　能恰当反省自身优势和不足，能心平气和地接受或回应批评或不同意见			
6　合作意识与相互促进：明确小组目标并为之服务，在行为上、态度上有团队合作意识的具体表现；为了团队共同进步，乐于分享自己学习的经验、心得、资源，或者乐于为其他组员投入时间和精力进行必要的帮助			
三、分析推理归纳能力与职业素养			
7　围绕案例讨论，能提炼出核心问题，有序分清主次，提出关键学习议题，并在讨论出现困难时，进行实质性、建设性的发言			
8　具有批判性思维，能充分利用已知信息和（或）已有知识做出假设或其他结论，在面对多种假设或其他可能时，能利用待查信息加以确诊或排除			

9	考虑问题时思维开阔，并能对案例中不同身份人物的处境进行换位思考，关注并提出"群体－社区－制度"及"行为－习惯－伦理"的相关学习主题或目标（如针对具体症状和检查，能考虑到多种可能性，而不是抓住一种假设或结论不放；能考虑到社会、家庭和心理等多方面因素）			
10	能简明扼要总结讨论结果或完整总结案例，进一步明确学习目标和方法，并提出建设性的意见和建议			
11	问题发现与改进：在团队学习过程中，及时意识到并提出所存在的问题，或对问题提出建设性意见和建议			
四、自主学习能力				
12	资料准备充分且来源可靠：能针对不同的问题，完成既定学习目标的资料准备，可多渠道获取信息（如教科书、课件／讲义、专题讲座、图书馆、互联网、医学专业数据库、学术论坛，请教教师和学长等），且在分享时能够说出资料的来源和参考出处			
13	资料整理良好：能对信息进行批判性的选择，并归纳凝练，为小组提供与解决案例问题相关的最新知识，且对资料进行学习和加工，通过归纳总结形成具有逻辑性、条理性的"加工后材料"，如流程图、笔记等			
14	学习内化良好，分享时可以脱稿或画图演示，能够提出学习过程中的经验心得或困惑疑问，从而使分享讨论有进一步的收获			
15	成果分享汇报时，能恰当、清晰地表达自己的想法，面对其他同学有互动，而不是埋头苦读，能充分利用手头资源（如白板、笔记、草稿等）进行相应说明			
16	案例最后一次汇报时，能有条理地结合案例和学习成果加以分析并展示，包含自己的学习过程和心得，PPT 制作良好，不粗枝大叶或笼统介绍，时间控制合理			
五、表达与沟通的能力				
17	表达简洁流畅，条理逻辑清晰：能够让其他组员清晰地理解想要表达的含义，无歧义或其他因理解偏差而造成的无效讨论，对复杂的问题或观点也能够让其他组员清晰地理解表达的层次，体现出良好的思维逻辑性			
18	能大胆回应或评论他人发言，而不是小声嘀咕，对其他同学的发言做出有效回应，能够有启发或反思效果，并在适当的时机积极补充同学的发言			
19	具有一定的沟通技巧，能够感受他人的情绪变化，并在行为、语言上做出相应有效的调整，在不同的讨论气氛中采用不同的沟通策略，使团队沟通更为有效和融洽			

20	主动地关注和关心其他组员，如适时地减少发言并鼓励其他组员表达观点，及时发现组员存在的问题并给予主动帮助等			
六、总评				

附表 2　PBL 教学评估量表 I（学生自评）

学生姓名：＿＿＿＿＿＿＿＿　　学号：＿＿＿＿＿＿＿＿　　导师姓名：＿＿＿＿＿＿＿＿

（所有内容均指该学生在 PBL 小组中的表现，5 分制打分，1= 完全不同意，5= 完全同意）	案例一	案例二	案例三
一、参与度、自我提升			
1	守时概念强，无迟到和缺席现象			
2	能够积极参与讨论，按计划、认真完成所有分配任务			
二、角色意识与团队合作精神			
3	能独立思考，有自己对问题的独特见解，认真倾听，尊重他人意见			
4	担任团队不同角色时，能表现出相应的行为			
5	能恰当反省自身优势和不足，能心平气和地接受或回应批评或不同意见			
6	合作意识与相互促进：为了团队共同进步，乐于分享自己的学习经验、心得、资源，或者有需要时帮助其他组员			
三、分析推理归纳能力与职业素养			
7	围绕案例讨论，能提炼出核心问题，有序分清主次，提出关键学习议题，并在讨论出现困难时，进行实质性、建设性的发言			
8	具有批判性思维，能充分利用已知信息和（或）已有知识做出假设或其他结论，在面对多种假设或其他可能时，能利用待查信息加以确诊或排除			
9	考虑问题时思维开阔，能换位思考案例中的人物，能考虑到多种可能性，能考虑到社会、家庭和心理等多方面因素			
10	能简明扼要总结讨论结果或完整总结案例			
11	在团队学习过程中，能及时意识到出现的问题并提出建设性意见和建议			

	四、自主学习能力			
12	资料准备充分且来源可靠			
13	资料整理良好，有学习痕迹或笔记留存			
14	学习内化良好，分享时可以脱稿或画图演示			
15	成果分享汇报时，能恰当清晰地表达自己的想法，面对其他同学有互动			
16	案例最后一次汇报时，PPT 制作良好，能够展示自己的学习过程和心得			
	五、表达与沟通的能力			
17	表达简洁流畅，条理逻辑清晰			
18	能够大胆回应或评论他人发言，而不是小声嘀咕，对其他同学的发言做出有效回应			
19	具有一定的沟通技巧，在不同的讨论气氛中采用不同的沟通策略			
20	能够主动地关注和关心其他组员，需要时给予主动帮助等			
	六、总评			

附表 3　PBL 教学评估量表 I（学生互评：小组对个人评价）

学生姓名：＿＿＿＿＿＿＿＿＿　　小组成员姓名：＿＿＿＿＿＿＿＿＿
学号：＿＿＿＿＿＿＿＿＿　　　　导师：＿＿＿＿＿＿＿＿＿

（所有内容均指该学生在 PBL 小组中的表现，5 分制打分，1= 完全不同意，5= 完全同意）	案例一	案例二	案例三
一、参与度、自我提升			
1　守时概念强，无迟到和缺席现象			
2　能够积极参与讨论，按计划、认真完成所有分配任务			
二、角色意识与团队合作精神			
3　能独立思考，有自己对问题的独特见解，认真倾听，尊重他人意见			
4　担任团队不同角色时，能表现出相应的行为			
5　能恰当反省自身优势和不足，能心平气和地接受或回应批评或不同意见			

6	合作意识与相互促进：为了团队共同进步，乐于分享自己的学习经验、心得、资源，或者有需要时帮助其他组员			
三、分析推理归纳能力与职业素养				
7	围绕案例讨论，能提炼出核心问题，有序分清主次，提出关键学习议题，并在讨论出现困难时，进行实质性、建设性的发言			
8	具有批判性思维，能充分利用已知信息和（或）已有知识做出假设或其他结论，在面对多种假设或其他可能时，能利用待查信息加以确诊或排除			
9	考虑问题时思维开阔，能换位思考案例中的人物，能考虑到多种可能性，能考虑到社会、家庭和心理等多方面因素			
10	能简明扼要总结讨论结果或完整总结案例			
11	在团队学习过程中，能及时意识到出现的问题并提出建设性意见和建议			
四、自主学习能力				
12	资料准备充分且来源可靠			
13	资料整理良好，有学习痕迹或笔记留存			
14	学习内化良好，分享时可以脱稿或画图演示			
15	成果分享汇报时，能恰当清晰地表达自己的想法，面对其他同学有互动			
16	案例最后一次汇报时，PPT制作良好，能够展示自己的学习过程和心得			
五、表达与沟通的能力				
17	表达简洁流畅，条理逻辑清晰			
18	能够大胆回应或评论他人发言，而不是小声嘀咕，对其他同学的发言做出有效回应			
19	具有一定的沟通技巧，在不同的讨论气氛中采用不同的沟通策略			
20	能够主动地关注和关心其他组员，需要时给予主动帮助等			
六、总评				

附表4　PBL 教学评估量表Ⅱ（学生 – 导师）

导师姓名：＿＿＿＿＿＿＿　　　学生姓名（自愿）：＿＿＿＿＿＿＿　　　日期：＿＿＿＿＿＿＿

注意：你所填写的内容将为导师改进 PBL 带教水平提供重要参考，故请如实填写。

（1= 完全不同意，5= 完全同意）
你是否同意你的导师具有以下特质：

1	让小组自己控制过程，仅在恰当时干预，仅在必要时提供相关信息	1	2	3	4	5
2	注意每位同学的需要，鼓励所有同学	1	2	3	4	5
3	引导同学重新整合已知信息	1	2	3	4	5
4	引导同学仔细严谨地分析思考问题	1	2	3	4	5
5	引导同学提出特定的学习目标	1	2	3	4	5
6	帮助同学区分主要和次要学习目标，更深刻理解主要学习目标	1	2	3	4	5
7	提供有用的学习资源建议	1	2	3	4	5
8	学习完成后，引导同学将所学知识用于解决案例问题	1	2	3	4	5
9	认真观察同学的讨论过程	1	2	3	4	5
10	引导团队合作	1	2	3	4	5
11	总评（请换算成百分制）					

12. 你对以上导师特质有无不同意见？你理想中的导师还应具备其他哪些特质？

13. 对导师个人你有什么建议？

附表5　PBL教学评估量表Ⅲ（学生 – 课程）

导师姓名：_____　　学生姓名（自愿）：_____　　日期：_____
注：你所填写的内容将作为课程改进的重要依据，不会作为本门课程考评依据，故请如实填写。

（1= 完全不同意，5= 完全同意）

1	在小组中我的自信心得到了显著提高	1	2	3	4	5
2	小组的团队合作良好	1	2	3	4	5
3	我们小组将所学知识真正运用到解决案例问题了	1	2	3	4	5
4	案例能够促进我学习	1	2	3	4	5
5	每个案例我们都制订了足够的学习目标	1	2	3	4	5
6	导师帮助我们制订了学习目标	1	2	3	4	5
7	文献检索课对于我的 PBL 学习很有帮助	1	2	3	4	5
8	我的"分析推理能力和信息管理能力"提高了	1	2	3	4	5
9	我的"责任心和尊重"提高了	1	2	3	4	5
10	我的"表达、交流与教育别人的能力"提高了	1	2	3	4	5
11	总评（请换算成百分制）					

12. 你每次课间用于自学时间的投入
　　A. 4 小时之内　　　　　　　B. 4～8 小时　　　　　　　C. 8 小时以上

13. 请根据你对以下学习资源的使用情况，从多到少进行排序
　　A. 教材　　　　　　　　B. 课件 / 讲义　　　　C. 图书　　　　　D. 学术论文
　　E. 互联网（搜索引擎 / 百科全书等）　F. 专业数据库　　　　G. 请教老师或学长
排序：

14. 现阶段你更希望讨论医学案例还是非医学案例？你觉得 PBL-1 从大二下学期开课是否合适？若否，你认为何时开课较为合适？

15. 谈谈你对 PBL-1 小组的看法，并就如何增加团队凝聚力，保持 PBL-1 讨论热情给出你的建议。

16. 你对 PBL-1 课程改进的建议。

附表 6　PBL 教学评估量表Ⅳ（学生 – 案例）

导师姓名：＿＿＿＿＿＿＿　　学生姓名（自愿）：＿＿＿＿＿＿＿　　日期：＿＿＿＿＿＿＿
注：你所填写的内容将作为案例改进的重要依据，不会作为本门课程考评依据，故请如实填写。

（1= 完全不同意，5= 完全同意）

		案例 1					案例 2					案例 3				
1	案例涵盖了相关学科的知识，有助于本科知识的整合学习	1	2	3	4	5	1	2	3	4	5	1	2	3	4	5
2	案例能够激发我对该课程的学习兴趣	1	2	3	4	5	1	2	3	4	5	1	2	3	4	5
3	案例叙述生动全面，给我留下了深刻的印象	1	2	3	4	5	1	2	3	4	5	1	2	3	4	5
4	案例的设置能够体现本课程的教学重点	1	2	3	4	5	1	2	3	4	5	1	2	3	4	5
5	案例有足够的研究深度，适合课堂讨论、研究和分析	1	2	3	4	5	1	2	3	4	5	1	2	3	4	5
6	案例设置有需要进一步分析和解决的内容，能够促使我收集相关资料和信息，对本课程的知识展开深入的学习	1	2	3	4	5	1	2	3	4	5	1	2	3	4	5
7	案例的使用有助于我发现问题、分析问题和解决问题能力的提高	1	2	3	4	5	1	2	3	4	5	1	2	3	4	5
8	案例符合疾病的发展过程，呈现了真实的社会和医疗环境	1	2	3	4	5	1	2	3	4	5	1	2	3	4	5
9	案例设置适合小组讨论学习，培养了我的参与意识和团队合作精神	1	2	3	4	5	1	2	3	4	5	1	2	3	4	5
10	应用该案例使我收获很大，希望以后继续用这种案例教学法授课	1	2	3	4	5	1	2	3	4	5	1	2	3	4	5
11	总评（请换算成百分制）															

12. 如果这种案例对你的学习很有帮助，你认为还应该增加哪些课程的相关案例？

13. 谈谈你对案例改进的建议。